밥상머리 디톡스

윤승일 지음

밥상머리 디톡스

100년 건강수명을 위한 해독 푸드

2018년 2월 12일 초판 인쇄
2018년 2월 22일 초판 발행

저자_윤승일
발행자 _박흥주
영업부_장상진
관리부_이수경
발행처_도서출판 푸른솔
편집부_715-2493
영업부_704-2571
팩스_3273-4649
디자인_여백 커뮤니케이션
삽화_윤자영
주소_서울시 마포구 삼개로 20(도화동 251-1) 근신빌딩 별관 302호
등록번호_제 1-825

© 윤승일 2018

값_17,500원
ISBN 978-89-93596-84-7 (93510)

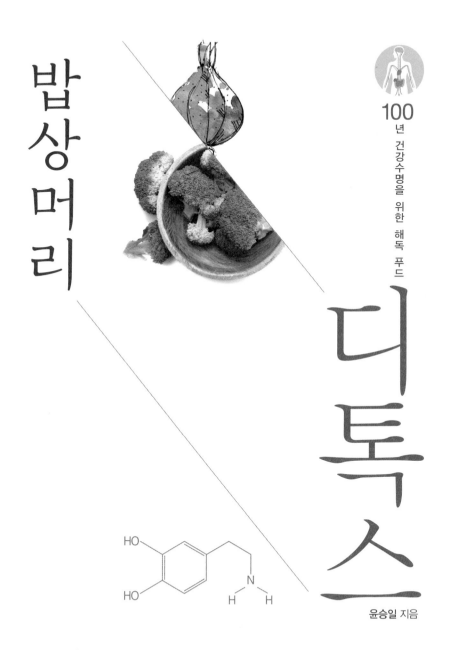

밥상머리

100
년 건강수명을 위한 해독 푸드

디톡스

윤승일 지음

푸른솔

차례

3: 알면 몸에 좋은 디톡스 영양 지식
100년 건강수명 위한 장-뇌 건강 이야기

머리말

　머리가 들어가는 말은 그다지 좋은 어감을 가지고 있는 경우가 드물다. 가령 버르장머리가 없다, 씨알머리가 없다, 인정머리가 없다, 주변머리가 없다, 소갈머리가 없다 등 부정적 의미가 많다. 반면에 밥상머리는 요즘엔 오히려 긍정적 의미로 많이 활용되는 프라이머리 웰빙 식단으로 각광받고 있다. Food is medicine! 즉 밥상머리가 약이다. 따라서 셰프가 의사인 셈이다.

　디톡스는 Detoxification의 약자로 해독을 의미하며 주로 간에서 이루어지는 간 해독을 말한다. 해독은 간에서만 이루어지는 것은 아니고 혈액, 림프, 콩팥 등에서도 하지만 간 해독이 가장 중요하다. 과거 간의 질병은 간염, 간암과 간경화로만 치부돼서 간에 이러한 질병이 없을 때 간은 정상이라고 판정하기 일쑤였는데, 실제로 간염 등의 병적 상태가 아니더라도 간의 기능, 즉 간 해독 능력이 약해서 오는 여러 가지 기능적 질병은 무수히 많다.

　간에서 디톡스가 제대로 이루어지지 않으면 일단 독소가 몸 안에 쌓이면서 활성산소, 염증 등이 기승하여 위장관 질환을 일으킬 수 있다. 소화장애, 설사나 변비가 바로 해결되지 않으면 장 속의 염증성 면역물질들은 뇌로 침범해서 뇌신경을 파괴한다. 치매, 파킨슨병, 우울증, 어지럼증, 중풍 등이 이와 무관하지 않다. 그 외에도 만성 피로, 면역 저하, 피부질환, 비만 등의 대사증후군과 여성호르몬 관련 갱년기 장애가 쉽게 올 수 있다.

1960년 뮤지컬 카니발에 나오는 노래 중에서 "사랑은 세상을 움직여요!(Love makes the world go round!)"는 사실 현대에서는 "돈이 세상을 움직여요!(Money makes the world go round!)"라는 1966년 뮤지컬 카바레의 대사로 바꿔야 할지 모른다. 돈이면 물건도 사고 권력도 갖고 명예도 얻을 수 있으니까! 왜냐하면 이런 욕망 속엔 보상이란 뇌 속 도파민 시스템이 있기 때문에 욕망을 성취하고 보답을 받기 위해서 열심히 돈을 버는 것이다. 이러한 현대인은 큰 두 가지 스트레스인 돈과 사랑(Finance or Romance)이라는 풍차를 향해 달려가는 돈키호테일 수도 있겠다. 오래 전에 사랑은 I love you for sentimental reason인 반면에 오늘날에는 I love you for financial reason으로 타락한 이유기도 하다.

　도파민은 이렇게 돈을 통한 허세, 쾌락과 자만심을 위해 열심히 달려가게 하는 보상의 종결자인 것이다. 그런데 도파민이 많아질수록 도파민 수용체는 적어진다. 달달한 음식, 카페인, 술, 담배, 게임 중독, 도박, 마약 모두 도파민을 분출하게 하는데, 수용체는 더 부족해진다는 것이다. 부족한 도파민 수용체를 보상하기 위해서 더 중독에 빠지면서 뇌는 파괴되고 뇌의 퇴행성 질환이 오게 된다. 비만한 사람 역시 도파민 수용체가 부족하다. 따라서 더 많이 먹어야 도파민을 느끼면서 기분이 편해지고 자신감이 생기는 것이다.

　도파민은 이렇게 자극적이고 흥분성을 띠는 반면에 세로토닌은 이완시키고 억제성을 띤다. 캘리포니아 의과대학(UCSF)의 로버트 러스틱 교수는 도파민은 쾌락(pleasure)을 향해 달리게 하고 세로토닌은 행복(happiness)을 느끼게 하는 신경전달물질이라고 한다. 쾌락은 느끼면 느낄수록 더 갈구하지만 행복은 느끼면 더 이상 바랄 게 없는 것이 이 둘의 차이점이다. 행복은 내면에서 나오는 자연 치유적 호르몬이고 쾌락은 외부로 끊임없이 달리는 중독증이다. 쾌락 도파민은 행복 세로토닌을 억제하지만 충분한 행복감을 느끼면 더 이상 쾌락과 중독은 없게 된다. 따라서 우리에게는 세로토닌이 24시간 늘 충분해야 하는데, 음식 측면에서 보면 트립토판(세로토닌 전구체인 아미노산)과 오메가 3를 충분히 섭취하고 과당(fructose)은 멀리해야 한다는 것을 의미한다.

　이러한 머릿속 뇌신경계의 악순환을 깨기 위해서 밥상머리 디톡스 음식을 소개한다.

디톡스와 관련된 건강기능식품은 참으로 많지만 우리가 매일 먹는 밥상머리 음식이 약이나 영양제 이상으로 더욱 중요하다. 음식은 실제로 우리 몸을 효과적으로 해독해주는 작용을 강력히 한다.

따라서 어떤 음식에 어떤 해독 작용이 있고 어떤 음식이 어떤 질병이나 증상의 개선에 도움이 되는지를 현명하게 분석하고 이해하면서 실제 밥상머리에 응용한다면 큰돈을 들이지 않고 질병을 미리 예방하고 건강하게 살 수 있지 않을까? 이것이 바로 이 책을 쓰게 된 동기다.

약물을 피하고 음식과 영양에 집중하라!

우리의 뇌와 건강은 사실상 음식에 의해 좌지우지된다. 밥상머리가 최고인 셈이다. 음식은 단지 칼로리와 에너지만 주는 것이 아니라 우리의 유전자를 매일매일 업그레이드시켜 준다. 가장 강력한 약물이 음식인 것이다.

지방과 비만 관련 전문가인 하버드 의대 데이비드 러드윅 교수는 인체의 호르몬 작용에 대한 분자 구조적 회로를 타깃으로 하는 제약회사의 약물들 대신에 간단히 음식을 통해서 비만, 당뇨병, 심장질환 등을 예방하고 치료할 수 있다고 강조한다.

건강한 지방, 즉 생선이나 올리브유, 땅콩을 제외한 견과류, 아보카도, 버터, 코코넛 오일, 동물성 육고기(닭고기, 돼지고기, 소고기, 오리고기 등)와 하루 두 알의 계란을 먹는 것이 좋다. 다만 포화지방산이 많은 육고기는 과하게만 먹지 않으면 된다. 어떤 야채도 좋은데 과일은 절대 과식하면 안 된다. 적절한 양의 과일, 충분한 야채 및 나물과 해조류는 필수다. 탄수화물, 특히 밀가루 종류는 안 먹거나 최소한으로 먹는 것이 중요하다. 밥, 빵과 면은 인슐린 저항증을 유발하면서 각종 염증 질환, 비만과 정신질환을 초래할 수 있기 때문이다. 비만이 있는 분들은 거의 틀림없이 몸속에 염증이 있으면서 우울증 또한 자동적으로 생긴다. 우울증인데 식욕이 더 당기고 체중이 증가하는 악순환을 겪게 된다.

2017년 2월 〈세포대사(Cell Metabolism)〉 저널에 실린 연구를 보면 뇌 속의 활동을 담당하는 기저핵 부분의 기능을 약화시켰더니 바로 비만이 왔다고 한다. 이 기저핵은 신경전달물질 중에서 도파민의 생성과 관련된다. 산전수전을 겪으며 스트레스가 누적된 분들에서 중년 이후에 도파민 부족이 많은데, 이때 나잇살이 아니라 실제로 도파민 부족으로 인해 비만이 오면서 활동이 줄고 기분도 우울해지며 팔다리 저림과 근육 떨림 및 강직이 오게 된다. 비타민 C와 철분이 부족해도 도파민은 부족해지고 엽산이 부족해도 기저핵이 작동하지 않으면서 우울하고 비만해진다. 도파민 중독으로 도파민 과다증이 와도 비만이 오기도 하지만 지나친 도파민 부족 역시 비만을 유발한다는 것은 아이러니하다. 이 책에서 권하는 음식을 먹는다면 이런 문제를 쉽게 예방할 수 있다.

밥은 한국인이라서 부득이 먹어야 하지만 가능한 적게 먹는다면 더욱 건강해질 것이다. 트랜스지방, MSG 첨가제 및 고과당 옥수수 시럽이 들어 있는 음식은 철저히 피해야 한다. 가공식품이나 질 나쁜 영양제에 첨가되는 식이유화제는 장내 유산균을 파괴하여 장누수 증후군을 유발하면서 염증과 대사증후군을 초래한다는 최근 연구 논문도 많다.

음식을 적게 먹는 소식을 할수록 수명과 질적 삶이 좋아진다는 소식은 익히 아는 사실이다. 2017년 9월 〈세포대사〉 저널에 게재된 연구에 의하면 저탄수화물 위주로 먹는 케톤 식이요법, 즉 대부분 불포화지방과 포화지방 위주의 음식과 채소류 그리고 최소한의 단백질을 먹으면 마치 소식을 하는 경우처럼 건강한 수명 연장과 행복한 삶으로의 발전 가능성이 높다고 한다.

우리가 간과해서는 안 될 영양소 중 하나가 단백질이다. 이 음식은 고단백이라서 몸에 좋다고 하는 미사여구들이 많은데, 채식주의자를 제외한 대부분의 사람들은 사실 단백질을 너무 많이 먹고 있다. 단백질은 어지간해서 부족해지지 않는다. 하루에 여성은 46그램의 단백질이 필요하고 남성은 56그램이면 충분하다. 그런데 하루에 100그램 이상의 단백질을 섭취하는데도 고단백 식이요법이 필요하다고 한다. 오히려 단백질이 많아서 간과 신장에서 암모니아를 배출해내느라 불필요한 영양소들을 낭비하고 몸에 독소가 쌓이기도 한다. 고단백질은 인슐린을 불필요하게 자극해서 만성 질환을 유발하기 십상이다. 다이어트 한다고 닭 가슴살을 자주 먹거나, 갈비를 뜯거나, 삼겹살을 즐기거나, 스테이크를 먹을 때 간과할 수 있는 고단백질은 자칫 비만과 대사증후군을 유발할 수도 있음을 명심해야 한다. 참고로 계란 한 알 또는 우유 한 팩에 평균 7그램의 단백질이 함유되어 있다. 콩이나 야채에도 생각보다 많이 단백질이 들어 있다.

나이가 들수록 소화 효소인 위산과 펩신이 부족해지고 췌장에서 나오는 소화 효소와 인슐린, 쓸개에서 나오는 담즙 등이 부족해지기 때문에 좋은 음식을 잘 가려 먹어도 흡수가 잘 안 될 수 있는데, 이때는 적절한 건강기능식품인 영양제를 자신의 체질에 맞게 전문가와 상담해서 먹어야 한다. 식이섬유가 풍부한 영양제, 소화 효소 영양제, 간 해독 영양제, 뇌를 돕는 영양제, 관절과 뼈 건강을 돕는 영양제, 스트레스로 인한 부신 기능 저하를 회복시켜 주는 영양제가 이 책에서 권장하는 음식과 함께 적절히 섭취될 때 중노년기의 건강은 세월이 흐를수록 더욱 좋아지고 삶이 윤택해질 것이다.

문화일보에 디톡스 푸드 기사를 매주 연재하게 되었는데, 밥상머리 디톡스 음식 메뉴들이 자꾸 쌓이다 보니 책으로도 내고 싶은 욕심이 생겨 최근 영양학적 상식들을 함께 정리해서 책으로 엮게 되었다. 미국에서는 20여 년 전부터 생화학을 기반으로 하는 영양학과 기능의학을 위주로 환자를 보는 의사들이 생겨났는데, 필자 역시 이 새로운 흐름을 배우고 익히고 진료에 활용하다 보니 어언 20년이 넘었다. 미국에서 공부를 마치고 한국에 와 보니 실제로 생화학을 기반으로 하는 영양학적 검사들도 별로 해보지 않고 영양제에 대해서도 잘 모르는 전문가들이 의외로 많음을 알게 되었다. 이에 필자 나름 음식과 영양을 임상에서 많이 응용했던 백그라운드를 기반으로 실질적인 영양학적·식품적 가치들을 정리한 책을 출간하게 되었다.

한 환자에게 처방한 약물이 똑같은 증상을 갖고 있는 다른 환자에게 늘 같은 효과를 보이지는 않는다. 고혈압인지, 당뇨병인지 확인하고 약을 처방하는 의사가 과거의 의사였다면, 지금은 맞춤의학이 주류 의학으로 가는 추세다. 환자의 체질과 맞춤식 진단법(유전적 검사 포함)에 따라 케이스 바이 케이스(case by case)로 진료하는 맞춤의학은 기능의학이라고 불리며, 이는 한의학적 개념과 잘 맞는다.

한의학에서는 유전자에 관한 연구가 없었지만, 미국의 기능신경학과 생화학을 기반으로 하는 영양학을 한의학적 체질과 융합하면 바로 미래 의학이 된다. 환자가 어떤 질병을 갖고 있느냐에서 벗어나 왜 그러한 질병이 왔는지, 그래서 그 환자에게는 어떤 검사, 치료와 식이요법이 필요한지를 개인적인 섭생, 체질, 체형과 신경학적 결과에 따라 맞춤식으로 해결해나가는 것이 미래의 의학이다. 그렇게 본다면 이 책은 바로 그 연장선상에서 첫걸음을 떼는 스타트업에서 유니콘으로 향하는 프라이머리 디톡스(primary detox) 책임에 틀림없다.

2018년 1월 윤승일

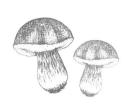
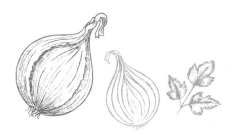

1

분야별
디톡스

내 몸 곳곳에 쌓여 있는 독소 해독

1 뇌신경 디톡스

- **기억력과 집중력** _ 솔잎, 오디, 표고버섯, 더덕, 케일, 도라지, 파래, 해바라기 씨, 블루베리, 쑥갓, 고구마
- **우울증** _ 키위, 오리, 오미자, 율무, 케일, 코코넛, 쪽파
- **불안증** _ 오디, 표고버섯, 오미자, 뽕잎, 다슬기, 감자, 우엉
- **불면증** _ 키위, 오디, 다슬기, 오리, 감자, 우엉, 표고버섯
- **치매** _ 해바라기 씨, 더덕, 솔잎, 율무, 코코넛, 딸기, 고수
- **어지럼증, 이명 및 두통** _ 미역귀

캘리포니아 의과대학의 로버트 러스틱 교수는 쾌락보다는 영원한 행복을 위해서 4가지 C를 실행해야 한다고 강조한다. 도파민이 너무 많으면 지나친 쾌락을 탐닉하고 중독이 되면서 행복을 위한 뇌 호르몬인 세로토닌을 억제할 수 있다고 경고한다. 세로토닌이 부족하면 우울증이 오기도 한다. 간 해독이 안 되고 위장관의 소화흡수 능력이 떨어지면 세로토닌이 부족해지기도 한다. 그래서 도파민과 세로토닌의 적절한 균형이 필수적인데, 나이가 들면서 4가지 C를 실행함으로써 뇌신경을 건강하게 하자.

1 관계와 연결(Connect): 종교 생활, 사회친교 활동, 좋은 사람들과의 만남 및 대화가 필요하다.

2 공헌과 기부(Contribute): 자원봉사, 사회봉사, 기부 등이 필요하다.

진정한 열정 페이와 재능 기부가 필요하다.

3 자기 수행(Cope): 충분한 수면 및 휴식, 운동이 필요하다.

4 요리(Cook): 자신을 위해서 요리를 할 줄 알아야 하고 가족과 친구들
을 위해서 영양가 있는 음식을 만들어 나누어 먹어야 한다.

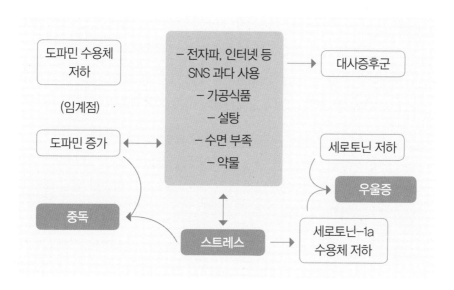

그림 1-1. 도파민과 세로토닌
(로버트 러스틱 교수 연구)

현대 문명의 기기들에서 나오는 전자파에 노출되고 가공식품, 설탕류 등
을 섭취하며 수면 부족, 약물 복용 중에(로버트 러스틱 교수 연구) 만성 스
트레스 등마저 있는 분이라면 좌측으로는 도파민이 흥분되면서 도파민 수
용체의 수치가 오히려 줄어들고 중독증이 생긴다. 우측으로는 대사증후군
이 유발되면서 세로토닌이 부족해지고 세로토닌 수용체도 역시 줄어들어
우울증이 온다.

4가지 C를 실행하면서 이 책에서 추천하는 음식들을 함께 먹는다면 최
상의 삶일 것이다.

2 간·위장관 디톡스

- **숙취 제거, 간 해독_**표고버섯, 다슬기, 오미자, 민들레, 브로콜리, 팥,
  돌미나리, 우엉, 양파, 달래, 파래, 파슬리, 케일, 무청시래기, 녹두, 굴
- **소화불량, 식욕부진_**양배추, 생강, 율무, 우엉, 쑥갓, 쪽파, 감자, 민들레

몸 안에 독소가 생기면 세포 안에서 대사가 느려진다. 독소가 생긴 초기에는 눈가에 다크 서클이 나타나거나 몸이 붓고 나중에는 비만이 되고 당뇨가 오기도 한다. 이러한 독소는 결국엔 인슐린 저항증을 유발하는데, 과산화소체 증식 활성화 수용체(Peroxisome Proliferator-Activated Receptor, PPAR)라는 세포핵 호르몬 수용체의 기능을 억제하기 때문이다. 따라서 독소가 쌓이면 당뇨, 고지혈증, 지방간, 갑상선 기능 저하증 등이 올 수 있다.

뇌 기능이 떨어지는 경우에 가장 먼저 나타나는 증상은 식욕감퇴와 소화불량이다. 인간의 위와 장 속에서 공생하는 엄청난 미생물들은 뇌와 정보를 교환하고 있다. 장내 유해균이 더 많으면 뇌 기능이 떨어지고 장내 유익균이 풍부하면 뇌가 활성화된다. 우울증, 치매나 파킨슨병도 위장관 기능이 떨어질 때 오는 질병이다. 장 속에서 만들어지는 세로토닌과 비타민 B 등 영양소들은 뇌에 절실히 필요한 성분들이다. 만성 스트레스, 장내 유익균 부족과 위산을 포함한 소화 효소 부족은 장누수 증후군과 뇌질환을 동시에 유발하기 때문에 간 해독과 함께 위장관 세포 디톡스는 꼭 필요하다.

3 면역·세포 디톡스

- **만성 피로, 면역력 저하**_ 코코넛, 블루베리, 오리, 감초, 팥, 돌미나리, 딸기, 도라지, 고구마, 굴
- **항산화, 항노화**_ 미역귀, 솔잎, 오디, 뽕잎, 양파, 달래, 파래, 팥

우리 몸은 칼로리와 산소를 태워서 몸속에서 에너지를 만들어 살아가고 있는데, 세포 속의 미토콘드리아가 바로 그 일을 하는 곳이다. 미토콘드리아가 작동이 잘 안 되면 바로 피로해진다. 살이 찌고, 기억력이 떨어지고, 노화가 빨라지고, 통증을 쉽게 느끼고, 삶에 활력이 없어진다. 이 미토콘드리아는 소중한 만큼이나 쉽게 상처를 받고 손상된다. 특히 스트레스와 함께 당분, 가공식품, 환경 독소, 염증을 일으키는 음식, 세균 등에 의해서도 미토콘드리아는 죽는다. 활성산소에 의해서 쉽게 죽는 것이 미토콘드리아다. 그런데 여기서 염증을 일으키는 것은 모두 인슐린 저항증을 유발한다. 인슐린 저항증이 있는 분들은 염증이 생기기 쉽다. 슬프게도 상호보완적 악순환이다.

미토콘드리아를 재생하고 튼튼하게 하려면 우선 인슐린 저항증을 해결해야 한다. 비만을 줄이고 탄수화물을 줄여야 한다. 포도 속 항산화제인 레스베라트롤은 시르투인(sirtuin)이라고 불리는 유전자에 작용해서 인슐린

의 정상화와 미토콘드리아의 회복을 돕는다. 칼로리를 줄이는 소식 식이요법도 미토콘드리아의 기능을 활성화하고 셀러리 역시 여기에 도움이 된다. 미토콘드리아가 작동할 때 필수적인 보조효소인 비타민 B1, B2, B3, B5, 리포익산, 코큐 10, 카니틴, BCAA는 따로 영양제로 구입해서 먹는 것이 좋다. 이 책에 소개되어 있는 면역 및 세포 디톡스 음식들 역시 에너지 회복과 면역 보강에 도움이 된다.

면역계가 스트레스, 독소, 중금속, 유해 환경물질, 곰팡이, 염증성 지방, 당분, 음식 첨가제 등으로부터 인체를 보호하기 위해서 총 가동에 들어가면서 사이토카인이란 면역 매개물질이 증가한다. 병원균으로 인한 감염이나 암세포 등과 싸워서 나를 보호해주는 면역세포이지만, 너무 많이 나오면 프로그램이 고장 나면서 오히려 염증을 일으켜 나의 세포를 죽이게 된다. 청소부가 성자가 되기 어려운 경우이다.

염증성 매개물질인 사이토카인은 인슐린 저항증의 또 다른 원인이 된다. 여기서 문제는 인슐린이 당분을 끌고 세포 안으로 들어가서 에너지로 만드는 일을 시켜 줘야 하는데, 세포막이 문을 열어주지 않기 때문에 에너지가 생기지 못한다. 잉여 인슐린은 결국 지방을 만드는 길로 가면서 비만해진다. 비만세포 속에는 아디포킨(adipokine)이란 염증성 물질이 많아서 더욱 누적된 염증이 뇌세포를 파괴하고 당뇨병, 비만, 고지혈증, 간염, 암 등을 유발하게 된다.

세포 속의 에너지 대사를 가동해야 하는 미토콘드리아 공장이 돌아가지 못하고 개점휴업 상태로 오래가기에 만성 피로가 쌓인다. 해독하는 능력이 없다 보니 활성산소는 늘어나고 항산화 작용과 면역력은 약해져만 간다. 만성 스트레스, 독소, 밀가루, 달달한 음식들, 첨가제, 글루텐, 오메가 6 지방산 등은 언제든 염증을 일으킬 수 있는 핵심 원인 제공자다. 혈액검사에서는 염증과 관련하여 백혈구의 수치가 얼마나 높은지를 보고 C반응성 단백질(CRP)의 정상 여부와 요산의 수치도 참고로 보게 된다.

4 혈관·지방 디톡스

- **대사증후군, 고혈압, 당뇨, 비만, 고지혈증** _ 민들레, 케일, 무청시래기,
  쥐눈이콩, 솔잎, 오디, 표고버섯, 뽕잎, 돌미나리, 해바라기 씨, 오레가노,
  쑥갓, 생강, 고수
- **다이어트** _ 통밀, 율무, 우엉, 무청시래기, 쪽파, 양파

    아침 식사를 해야 하나? 최근 연구에 의하면 아침 식사를 거르면 뇌 속에서 배고픔을 느끼게 하는 호르몬인 그렐린이 증가하면서 더욱 배고프게 한다는 것이다. 게다가 오전에 혈당이 떨어지면 대사가 느려지는데, 오후가 되면서 부신호르몬이 혈당을 맞춰주기 위해서 스트레스 호르몬을 증가시키면 혈당이 치솟으면서 인슐린도 급격히 증가하기 때문에 오히려 체중이 늘어나는 문제가 생긴다고 한다. 간헐적 다이어트를 통해서 저녁에만 식사하고 아침과 점심은 굶거나 가벼운 식단으로 해결하는데도 별 문제가 없는 분들에게는 이 내용이 다를 수 있다. 다만 만성 스트레스로 부신 기능의 균형이 맞지 않는 분들인 경우에 아침을 가볍게라도 먹는 것이 안전하다. 빵, 오렌지 주스, 밀가루나 시리얼 같은 음식을 권하는 것은 절대 아니다.

    탄수화물은 주로 설탕과 과당을 말하는데, 비만과 당뇨병 외에도 비알코올성 지방간 질환(Non-alcoholic Fatty Liver Disease, NAFLD)을 일으

킨다. 지방간은 만성이 되면 염증과 섬유화를 동반하면서 간이 점차 딱딱해지는 지방간염과 간경변까지도 유발하기 때문에 초기에 해결해야 한다. 과도한 탄수화물로 인슐린 저항증이 오고 고지혈증이 생기면서 심혈관 장애가 온다는 것은 이미 알려져 있는 사실이며, 지방간염도 올 수 있기에 철저한 저탄수화물 식단과 함께 간 해독을 위한 다양한 음식을 섭취하는 것이 좋다.

2013년 〈미국임상영양학회지〉에 실린 하버드 의대 러드윅 교수팀의 연구결과에 따르면 탄수화물 음식을 먹게 한 실험군은 행복 회로에 관여하는 측좌핵 부분이 흥분성으로 나타났다고 한다. 비슷한 연구에서도 당지수가 높은 달달한 고탄수화물 식이요법을 한 사람들일수록 혈당이 급격히 치솟았다가 나중에 급격히 떨어지는 저혈당 양상을 보였고 인슐린도 역시 급격히 치솟았지만 시간이 지나도 떨어지지 않는 고인슐린 상태를 보였다고 한다.

스트레스 호르몬인 아드레날린도 달달한 음식을 먹은 후에 서서히 상승하다가 시간이 갈수록 더욱 많은 스트레스 호르몬이 분출되었다. 배고픔은 어떨까? 저탄수화물 식이요법을 한 대조군에 비해서 고탄수화물을 먹은 사람들은 시간이 갈수록 더욱 배고픔을 느꼈다.

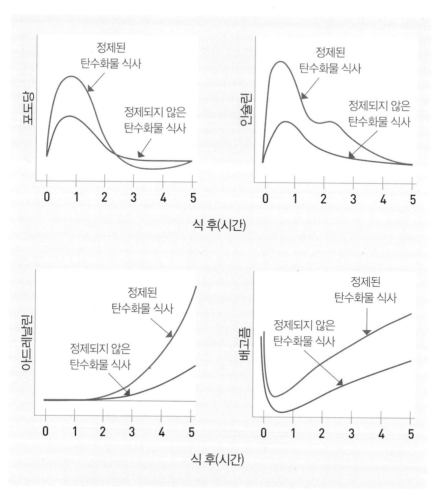

그림 1-2. 정제된 vs 정제되지 않은 탄수화물 식사 후의 호르몬과 배고픔의 변화
(데이비드 러드윅 교수팀 연구)

결국 저지방, 고탄수화물 위주의 식사를 하는 사람들은 혈당이 업다운을 반복하는 롤러코스터 증후군을 갖게 되고 고인슐린증으로 인해서 나중에 인슐린 저항증을 갖게 될 가능성이 높으며 화가 날 일이 없는데도 스트레스 호르몬이 몸에서 지속적으로 분기탱천하기 십상이다. 분노조절장애가 생기는 이유다.

허기지고 배고픔을 느끼는 것이 너무 자주 오게 되면서 아무리 먹어도 배부르지 않는 상태가 오다 보면 체중은 늘어만 간다. 쾌감을 느끼는 행복 회로 역시 중독증에 빠지게 되면서 계속 먹지 않으면 불안하고 우울해지다 보니 과식하고 과음하는 욕망의 늪에서 헤어나지 못할 지경에 빠진다.

　살을 빼려고 적게 먹는 저칼로리 식사를 하는 분들이 있는데, 먹지 않으면 뇌는 에너지로 쓸 연료가 적게 되므로 바로 신경이 과잉흥분하면서 스트레스 호르몬을 분비케 해서 혈당을 만들어낸다. 쾌감 회로와 시상하부도 자극해서 배고픔을 느끼고 급하게 먹게 만든다. 결국 과식하거나 갖고 있는 칼로리를 혈액 속으로 보내서 뇌가 먹고 살게 하는데, 이것이 반복되고 장기화되면 우리의 에너지 대사는 느려지고 영원히 살을 뺄 수가 없게 된다. '적게 먹고 많이 움직여라'는 개념은 더 이상 효과적이지 않다.

　탄수화물이 많은 음식을 먹게 되면 혈액 속에서 칼로리를 이용해서 뇌를 포함한 각 기관으로 보내는 것이 정상인데, 오히려 쓰일 곳에는 안 가고 엉뚱한 지방세포로만 가기 때문에 2~3시간 후면 몸이 무거워지고 피로하며 기분이 우울해진다. 문제는 또 허기지고 먹어야만 조금이나마 만족감이 생기고 에너지가 느껴진다는 것이며, 대부분의 음식 칼로리는 지방세포로만 가기 때문에 이런 경우의 삶은 고달프기만 하다.

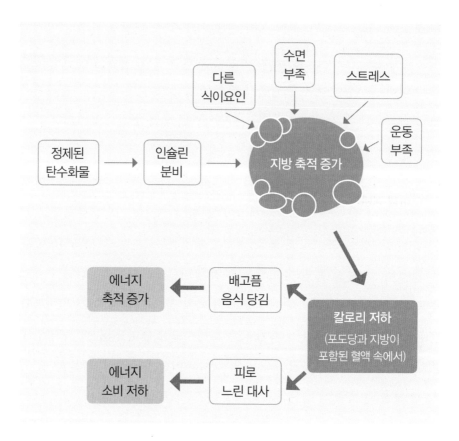

그림 1-3. 비만 관련 지방세포 이론
(데이비드 러드윅 교수 『Always Hungry』 참조)

인슐린 저항증인지 쉽게 알려면 혈액검사에서 중성지방과 HDL 콜레스테롤 비율이 3을 넘는지 확인하면 된다. 그 외에도 비만한가? 가끔 우측 갈비뼈 안쪽이 욱신욱신 쑤시는 경우가 있는가? 과일을 아주 좋아하는가? 술을 자주 마시는가? 밀가루가 없으면 못 사는가? 스스로에게 반문하면 답이 나온다.

5 호르몬 디톡스

- **여성 갱년기 장애_** 보리, 쥐눈이콩, 오레가노, 딸기, 오리, 파슬리, 양배추

여성 갱년기 장애가 오는 근본적인 이유는 젊은 시절 누적된 스트레스, 즉 화병이 심했거나 오래 지속된 경우에 그 스트레스를 음식으로 풀어보려는 본능적 욕구를 감당치 못하면서 중년기에 여성호르몬의 절대적 수치가 감소하지만 난포호르몬(에스트로겐)은 비교적 많은 반면에 황체호르몬(프로게스테론)은 부족해 오는 호르몬 불균형이 핵심이다.

우리가 스트레스를 받으면 뇌 속의 시상하부와 감정뇌(변연계)를 통해서 흥분된 자극이 콩팥 위 부신 속의 코티솔(cortisol)과 에피네프린(epinephrine) 호르몬을 급격히 상승시키면서 혈당을 올리게 된다. 화병이 지속되면 부신 스트레스 호르몬이 계속 높아지면서 고지혈증, 우울증과 치매가 오고 똥배가 나오게 되며, 인슐린 저항증이 오기도 하고 당뇨가 생기기도 한다.

지나친 코티솔 호르몬으로 근육이 약해지고 갑상선과 성장호르몬의 기능이 방해를 받는가 하면 수면의 질이 급격히 떨어지면서 식욕이 증가하고 달달한 게 당기는 유혹을 받게 된다.

스트레스 호르몬(코티솔)이 지속적으로 나오면 행복 호르몬인 세로토닌의 수용체를 억제하게 되면서 우울증과 자살충동을 유발하기도 한다. 도파민과 코티솔은 형제지간인 셈이다. 그런데 이 스트레스 호르몬이 어릴 때 많이 생기는 경우에 평생 우울증에 빠질 가능성이 높다. 어릴 때 스트레스는 무얼까? 육체적으로는 교통사고나 외상을 입었을 때이고 정신적으로는 성희롱이나 성폭력을 당했을 때이며, 학교에서 왕따를 당했을 때 역시 마찬가지다. 어릴 때 부모님의 이혼과 가정폭력 또한 심각하고도 지속적인 코티솔 분비를 일으킨다. Adverse Childhood Experience(ACE)라고 불리는 어릴 때의 육체적, 정신적 상처는 성인이 되어서 불안증과 우울증 외에도 중독증, 수면장애와 갱년기 장애를 유발하고야 만다.

다음은 러스틱 교수가 제시한 도파민과 에스트로겐에 관한 그림이다(그림 1-4). 가운데 즐거움과 집중은 도파민의 작용이 최적화된 경우이다. 좌측으로 갈수록 도파민이 부족한 경우이고 우측으로 갈수록 도파민이 과잉인 경우다. 도파민은 적절하게 있을 때 보상을 가장 많이 받는 반면에 적거나 많으면 보상이 줄어든다.

벨 커브의 중간에 도파민이 있어야 정상적인 생활을 영위한다. 도파민이 부족하면 의기소침해지고(좌측), 도파민이 과다해지면 분노조절장애가 생긴다(우측).

비만하게 되면 자동적으로 도파민이 과잉 분비되며, 여기에 스트레스까지 겹치면 한발 더 나아가 심각하게 도파민이 분출되면서 불안과 조급증이 더해진다는 내용의 종 모양 그림이다.

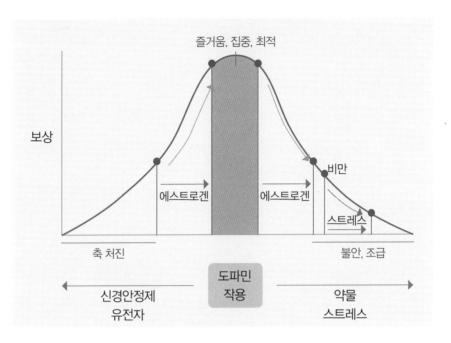

그림 1-4. 도파민과 에스트로겐 관계
(로버트 러스틱 교수 연구)

렙틴이란 호르몬은 비만세포에서 나오는데, 음식을 어느 정도 적정량 먹었으면 뇌에게 "많이 묵었다 아이가!" 하면서 도파민 분비를 줄이고 이 벨 커브의 좌측으로 이동케 한다. 그런데 렙틴 저항증이 있으면 이러한 자동 장치가 고장 나기 때문에 계속 음식이 당기고 우측 커브로 이동하면서 중독에 빠지게 된다. 유전적으로 뇌 안의 보상 경로인 중뇌와 측좌핵의 크기가 커서 계속 중독에 빠지는 일부 예외적인 케이스도 있다.

살이 찌고 지방이 많으면 지방 속 렙틴이 저절로 나와서 혈액을 타고 시상하부를 자극해서 식욕을 억제하는 것이 정상이지만 시상하부의 센서 역할을 하는 부위인 복내측핵(포만중추) 기능이 떨어져서 렙틴에 대해 무감각해진다면 혈중 렙틴은 높아지고 식욕은 더욱 늘어나게 된다. 비만 해결이 안 되는 이유는 바로 렙틴 저항증 때문이다.

시상하부의 센서가 작동이 안 되는 이유는 뇌하수체 종양이지만 더욱 중요한 이유는 인슐린 과다증이다. 인슐린과 렙틴은 각각 시상하부 수용체에 작용하는 부위가 다르긴 하지만 공통적으로 하는 기능은 인슐린이 증가하면 시상하부의 렙틴에 대한 자동조절 기능을 차단해서 렙틴이 아무리 손짓을 해도 시상하부는 아무 생각이 없다는 것이다.

그런데 큰맘을 먹고 즐거운 파티를 위해서 간헐적 다이어트를 한다고 하루를 굶거나 소식을 하게 되면 렙틴은 일시적으로 적게 나오는데, 시상하부는 가뜩이나 인슐린의 방해로 렙틴을 인지하지 못하고 있는 상태에서 렙틴마저 부족해지면 설상가상이 되어서 부교감신경인 미주신경에 명령을 내려 인슐린을 과잉 분비케 하고 식욕을 높이면서 지방을 더욱 축적시키게 된다. 굶으면 살이 더욱 찐다는 것이다. 따라서 인슐린이 분비되지 않게 탄수화물을 줄이면서 인슐린을 조절하는 밥상머리 식단이 중요하다.

렙틴은 시상하부에만 작용하는 것이 아니라 행복 회로 또는 보상 회로라고 불리는 복측피개영역(Ventral Tegmental Area, VTA)에서 측좌핵(Nucleus Accumben, NA)으로 연결되는 동선에도 영향을 미쳐 도파민 분비를 적절히 억제한다. 따라서 적당히 음식을 먹으면 적당한 행복감, 쾌감을 느끼면서 그만 먹게 되는데, 만일 렙틴 부족이나 렙틴 저항증이 있다면 만족을 못하고 계속 행복 회로를 돌리게 된다. 인슐린 역시 적절하게 있다면 도파민 행복 회로에서 도파민 분비를 적절히 억제시킨다. 그런데 인슐린 저항증이 있다면 복측피개영역에서 렙틴 저항증을 일으키게 되고 측좌핵에서의 도파민 조절력이 떨어지면서 더욱 음식이 당기게 되어 쾌감을 느끼고 싶게 한다. 결국 중독증을 유발하게 되는 것이다.

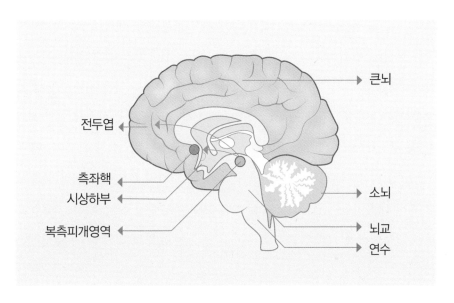

그림 1-5. 행복 회로(보상 회로): 복측피개영역에서 측좌핵까지

인슐린 저항증은 지나친 탄수화물과 과당이 원인이지만 사실은 만성 스트레스로 코티솔이 과잉 분비될 때 온다. 인슐린은 지방을 쌓게 해주고 코티솔은 그 지방이 어느 부위에 쌓이게 할지를 코칭 하는 역할을 한다. 스트레스로 코티솔이 증가하면 인슐린 증가가 함께 오면서 렙틴 저항증을 유발하는 경우에 쾌감을 느끼게 하는 행복 회로를 심하게 돌리고 싶어하면서 '오늘은 달달한 게 당기네' 라고 스스로 위로하면서 과식하고 '오늘은 소주가 쓰지 않고 달다' 라고 느끼기도 한다. 하루 이틀이 지나고 오랜 시간 누적되면 체중은 늘고 피로는 쌓이며 정신적으로 우울하고 불안한 상태에 빠지게 된다.

여성호르몬인 에스트로겐은 도파민과 무슨 관계가 있을까? 필자의 환자들 중 어지럼증, 이명과 두통이 있는 가임기 여성들은 대부분 생리전증후군(Premenstrual Syndrome, PMS)이 있다. 미국에서는 농담 반 진담 반으로 Put up with Man's Shit!이라고 해서 생리 전후에 민감해지는 여성들은 남자들의 더러운 것에 대해서 너무 디스하지 말고 잘 참고 견디어야 한다~라는 의미의 말이 있다. 에스트로겐이 상승하는 것은 도파민이 같이 상승함을 의미하는데, 배란기가 되면 에스트로겐이 가장 절정을 이루면서 여성들은 집중이 되고 동기유발이 되면서 업무 수행이 가장 잘된다. 때로는 가족들의 일거수일투족에 대해 너무 자세히 파악하고 안 봐도 비디오처럼 훤히 꿰뚫어본다. 그런데 배란기 전후에 몸 상태가 안 좋은 분들도 있고 생리 전후에도 심리적으로 우울하고 몸이 붓는 분들도 있다.

만일 도파민이 부족해 평소에 집중과 의욕적인 업무 수행이 어렵고 우울한 여성이라면 벨 커브 좌측 부분의 에스트로겐 부족일 수 있다. 이러한 여성인 경우에 배란기에 도달할수록 에스트로겐이 정상으로 상승하기 때문에 배란기 때 기억력, 명료함과 좋은 컨디션을 갖게 된다.

반면에 도파민이 평소에 충분한 여성인 경우에는 오히려 배란기 이후에 과잉 에스트로겐과 과잉 도파민으로 인해서 짜증을 잘 내고 불안해지며 분노조절장애가 오기도 한다. 따라서 여자 친구나 와이프가 별거 아닌 것에 갑자기 화를 내고 시비를 걸며 평소와 다른 성격을 보여준다면(피임약을 복용하는 경우는 예외), '지금 배란기를 넘어 생리가 시작되기 직전에 와 있구나' 하고 마음 편안히 기다리면 된다.

8시간 잠을 자던 건강한 사람을 당장 1~2시간 잠을 줄여서 6시간만 자게 하면 몸에서 무슨 일이 일어날까? 혈중 그렐린 호르몬(ghrelin, 식욕 촉진 호르몬)은 증가하고 PYY 호르몬(식욕 억제 호르몬)은 감소한다. 따라서 음식이 자꾸 당기게 되며, 특히 밀가루와 설탕류가 더욱 끌린다.

밥, 빵, 면 종류를 많이 먹게 되면 인슐린이 계속 나올 수밖에 없으며, 성호르몬에도 영향을 미치기 때문에 남성은 여성화, 여성은 남성화되는 경향을 보인다. 인슐린 저항증이 있는 여성은 얼굴이 남성화되고 각이 지면서 코털이나 구레나룻가 생겨나는 반면 머리카락은 탈모된다. 얼굴에 여드름이 나고 피부에 두드러기를 잘 일으키며 남성처럼 대머리가 되는 경향이 있다.

난소에 물혹(난소낭종)이 생기고 자궁근종이나 자궁내막증 또한 중년 이후에 생길 가능성이 높다. 여기서 소개하는 호르몬 디톡스 음식을 통해서 이들 질병을 예방하고 치유해야 한다.

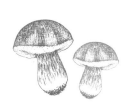

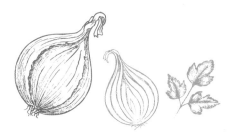

2

밥상머리 디톡스 푸드

해독 푸드로 밥상 차리기

1 브로콜리

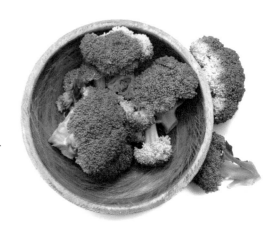

씨·새싹에 설포라판 많아…
소변 통한 독성물질 배출 도와

미국 대통령이었던 조지 H W 부시(92)는 "어릴 때부터 어머니가 브로콜리를 먹으라고 했지만 그것을 먹는 것은 참 괴로운 일이어서 지금도 브로콜리를 먹지 않는다"고 이야기한 적이 있다. 참 슬픈 일이다. 만약 그가 브로콜리를 먹었다면 브로콜리의 여러 좋은 성분이 대통령에게 필요한 판단력, 리더십에 더욱 도움을 주었을 텐데….

조지 H W 부시의 얘기에서도 알 수 있듯이 브로콜리는 우리 몸에 유익한 식품으로 유명하다. 그래서 타임지는 얼마 전 브로콜리를 세계 10대 슈퍼푸드의 하나로 선정했다. 왜 브로콜리가 우리 몸에 좋은 식품인지 차근차근 따져보자.

간은 인체의 청소부다. 몸에 유해한 성분들을 모두 걸러내 몸 밖으로 배출한다. 전문용어로는 이를 해독이라고 한다. 간의 해독 과정은 크게 첫 번째 단계와 두 번째 단계로 나뉜다.

간 해독의 첫 번째 단계는 독성물질을 독성이 덜한 물질로 전환하는 일종의 화학 반응이다. 그런데 이 과정에서 인체에 유해한 새로운 독성 화학물질, 즉 활성산소가 만들어진다. 따라서 항산화제를 이용해 독성 화학물질을 담즙이나 소변 등으로 배출하는 두 번째 단계의 해독이 필요하다. 두번째 단계가 잘 이루어지지 않으면 독소의 중간 산물인 활성산소가 체내에 쌓이면서 염증, 통증, 노화, 암 등을 유발한다.

브로콜리는 간 해독의 두 가지 단계 중에서 특히 중요한 두 번째 단계의 해독 작용을 돕는다. 브로콜리의 씨나 새싹 속에는 설포라판(sulforaphane)이 많이 들어 있다. 설포라판은 해독 물질로서 1992년 존스홉킨스대 연구진이 브로콜리에서 발견한 성분이다. 브로콜리의 씨나 새싹에서 설포라판글루코시놀레이트(SGS)가 추출되는데, 위장관에서 흡수될 때에는 설포라판으로 변하게 된다. 그리고 이 설포라판이 바로 인체 내에서 해독 작용을 한다.

브로콜리 속의 설포라판은 두 번째 단계의 간 해독 대사에 도움을 주면서 항산화 능력도 발휘한다. 설포라판은 세포 내의 전사인자, 즉 유전자 발현 조절 단백질인 Nrf2(Nuclear respiratory factor 2)를 자극한다. 그리고 Nrf2가 세포핵 속으로 들어가면 항암, 항산화 유전자가 발현되면서 활성산소를 억제하게 된다.

Nrf2는 간뿐만 아니라 체내의 다양한 장기에 유익한 작용을 한다. 기관지를 보호해 기관지와 폐의 염증을 억제하고 혈관 내 염증을 줄여줘서 당뇨와 심혈관 질환에 도움이 된다. 고혈압과 고지혈증에 유익하고 노인성 망막 질환도 예방해준다. 퇴행성 질환인 치매와 파킨슨병의 예방 및 치유에도 좋다. 세포 안의 미토콘드리아 내에서 에너지가 상승하도록 해서 피로를 느끼지 않게 해주거나 지방산의 대사를 도와 체중 감량 효과를 거두게 해준다는 연구 결과도 있다.

항산화 성분으로 널리 알려진 강황의 쿠쿠민, 녹차의 폴리페놀, 포도 씨의 레스베라트롤 성분도 Nrf2의 활성화를 자극하며, 이 같은 식품 외에 소식하는 습관, 가벼운 운동과 차가운 온도 역시 체내 Nrf2를 강화해준다.

브로콜리에 있는 설포라판과 관련된 흥미로운 동물실험도 있다. 브로콜리를 피부에 미리 바르고 자외선을 쬔 쥐와 그렇지 않은 대조군 쥐를 비교했을 때 브로콜리를 피부에 바른 쥐는 괜찮았지만 바르지 않고 자외선을 쬔 쥐는 피부암에 걸렸다고 한다. 브로콜리 속 설포라판의 항암·항염증 작용이 탁월하다는 사실을 입증해준 실험이었다. 동물실험을 마친 연구원들은 브로콜리가 활성산소를 억제하는 항산화 효과를 최소한 72시간 이상 유지케 하며, 암세포가 스스로 사멸하는 작용을 돕는다고 밝혀 주목받았다.

2 양배추

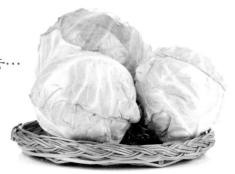

혈압 조절 · 암 예방에 탁월한 효능···
갑상선 약하다면 데쳐 먹어야

양배추 속에는 황이 들어 있다. 계란 노른자, 마늘, 양파, 브로콜리, 소고기 간 등에 풍부한 황은 우리 몸에서 많은 일을 하는 미네랄이다. 탄수화물 대사를 위한 인슐린 합성을 위해서도 필요하고 간 해독에 좋은 글루타티온(glutathione) 합성에도 절대적인 존재다. 관절 속에서도 황이 없으면 콜라겐 부족을 야기해 만성 퇴행성 관절염을 유발한다. 뇌 안에서도 뇌 신경세포의 보호를 위해서 필요하다. 어르신들이 유황온천에 가서 몸을 담그는 이유 또한 이 황의 해독과 관절 보호 능력을 높이 사기 때문이리라.

황은 타우린 합성에도 관여한다. 타우린은 이뇨나 안정 작용을 하고 쓸개즙의 원활한 역할을 위해서도 꼭 있어야 한다. 감정이 불안하고 업다운이 심하며 집중력 장애가 있는 아이들에게 타우린은 마음을 진정시키고 뇌세포를 보호해준다.

양배추는 또한 티오시아네이트(thiocyanate), 루테인(lutein), 지아잔틴(zeaxanthin), 이소티오시아네이트(isothiocyanate), 설포라판 (sulforaphane) 등 강력한 항산화 성분을 다량 함유하고 있어 유방암, 대장암, 전립선암의 예방에도 탁월한 효능을 보여준다.

양배추에는 비타민도 풍부하게 들어 있다. 비타민 K의 경우에 100g당 하루 필요량의 85%를 함유하고 있어서 혈액을 적절히 응고시켜 주는 작용 외에도 뼈를 튼튼히 하고 동시에 면역력을 보호하면서 뇌 신경세포 파괴로 인한 기억력 저하와 알츠하이머 증상의 호전을 돕는 데 일조한다.

비타민 C는 하루 필요량의 45%가 들어 있어서 항산화 기능을 하면서 뼈를 튼튼히 하고 관절의 염증을 줄여주는 데 도움을 준다.

그 외에도 양배추는 식물성 섬유소, 비타민 B6, 엽산, 망간 등을 풍부하게 함유해 비타민 B1, B5, 철분, 마그네슘, 인산, 칼슘 등과 어우러져 혈압을 조절하고 관절과 뼈를 강화해준다.

양배추 속 물질인 인돌-3-카비놀은 항암 작용을 할 뿐만 아니라 위 점막이 헐어서 오는 위궤양의 회복에도 도움을 준다. 양배추를 쪄서 하루 두 큰 수저 정도의 양을 먹게 되면 위암 예방에 효과가 있다는 연구 결과가 있다.

또한 양배추는 여성호르몬인 난포호르몬(에스트로겐)이 과다해서 오는 에스트로겐 과다증으로 인한 유방암이나 자궁 종양의 예방에도 도움을 준다. 특히 여성이 과음을 하고 튀긴 음식, 프라이팬에 태운 고기 등을 즐겨 먹어 나타나는 호르몬 불균형으로 암 발병에 노출됐을 경우에 유익하다.

생리전증후군, 갱년기 장애, 폐경기 우울증 등은 모두 에스트로겐 과다증과 관련이 많은데, 에스트로겐은 지방을 축적시키는 작용이 크기 때문에 생리 중에 생리 양이 많으면서 덩어리가 많거나 가슴이 붓는 느낌, 눈밑 다크 서클, 몸이 푸석푸석 붓는 증상 등이 있다면 의심해봐야 한다. 이런 여성이라면 양배추의 다양한 기능적 성분들로부터 많은 도움을 받을 수 있다.

브로콜리, 방울양배추(브러셀 스프라우트), 콜리플라워처럼 설포라판이 풍부하면서 양배추에는 글루타티온이라는 항산화 성분이 많이 들어 있어 활성산소를 억제하고 미토콘드리아의 기능을 보호해준다. 글루타티온은 특히 유해 환경물질, 잔류 농약, 미세 먼지, 황사 등 보이지 않는 간 독성물질을 해독하고 소변으로 잘 배출시키는 능력자다.

한편 양배추에는 요오드의 흡수를 억제하는 성분이 들어 있어서 생 양배추를 먹게 되면 갑상선을 붓게 하고 갑상선 억제를 조장할 수 있다. 따라서 갑상선의 기능이 약한 분들은 살짝 데치거나 삶아서 먹는 것이 안전하다.

3 케일

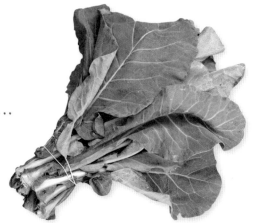

심혈관 보호·혈압 강하 작용…
고지혈증·당뇨에 효과

케일이 사람들의 이목을 끈 것은 그리스 로마 시대부터다. 당시 케일은
술 깨는 신비의 약초로 유명했다. 그 이후로도 케일은 몸에 좋은 채소로 꾸
준히 사랑받았다. 버락 오바마 전 미국 대통령도 추수감사절에 케일 샐러
드를 즐긴다고 극찬했다.

케일은 브로콜리, 콜리플라워, 방울양배추에도 들어 있는 성분인 설포
라판과 인돌-3-카비놀을 풍부하게 함유하고 있다. 그래서 강력한 간 해
독 작용을 하고 전립선암과 대장암을 예방해준다. 특히 인돌 3의 대사산물
인 딤(DIM: Di-Indoly-Methane)은 면역조절을 통해 체내에서 항균, 항
바이러스 효능을 발휘한다.

또한 케일의 카로틴 성분 속에는 루테인과 지아잔틴도 많다. 이 성분들
은 망막세포로 직접 들어가 빛 자극과 과잉 산화 작용으로부터 보호해주는
작용을 한다. 그래서 노인성 망막장애인 황반변성이나 망막박리를 예방한

다. 녹내장의 예방에도 좋다.

　케일 속의 퀴시틴(quercetin), 캠프페롤(kaempferol) 등 두 플라보노이드는 심혈관 보호, 혈압 강하, 항바이러스, 소염, 항암 효과를 갖고 있다는 연구 결과도 많다. 케일이 심혈관을 보호하는 과정을 살펴보면 이렇다. 콜레스테롤은 간에서 만들어져서 쓸개즙으로 바뀌어 지방 음식을 소화, 분해한 후에 다시 장내 재흡수가 되어 간에서 콜레스테롤로 축적된다. 그런데 케일이 이러한 담즙산의 장내 재흡수를 감소시켜서 간세포 내의 콜레스테롤을 감소시키는 작용을 한다. 이 같은 작용 때문에 케일은 대사증후군이라고 일컫는 비만, 고지혈증, 고혈압, 당뇨 등도 조절할 수 있다.

　한 연구에 의하면 12주간 케일 녹즙을 마셨더니 고밀도 지단백(HDL)은 27% 상승했고 저밀도 지단백(LDL)은 10% 감소했다. 또 다른 연구에 의하면 케일을 쪄서 먹었더니 이담 작용을 하고 담즙산의 장내 재흡수를 43%나 억제했다.

　케일에는 비타민 A도 많다. 100g 속에 9,990IU가 들어 있는데, 이것은 하루 권장량의 333%다. 케일의 비타민 A 성분은 면역세포를 보호해주고 기관지와 폐의 점막에 붙어 있는 가래와 염증 세포들을 걸러내고 배출하는 작용을 돕는다. 평소 감기를 자주 앓고 봄과 가을에 알레르기가 심해서 기침, 재채기와 가래가 많은 분들에게 케일을 권한다.

　케일 속에는 또한 비타민 K가 다량으로 들어 있다. 100g당 하루 권장량의 587%나 들어 있어서 뼈와 관절을 보호해준다. 비타민 K는 칼슘이 혈관이나 콩팥에 축적되는 것을 막아 심혈관 질환이나 신장결석도 예방하는 효과를 가져온다.

그러나 비타민 K는 혈액 응고 작용이 있으므로 와파린 같은 혈전용해제를 드시는 분들은 케일 섭취에 유의해야 한다.

또한 케일 속에는 100g당 120㎎의 비타민 C가 있으며, 이것은 하루 권장량의 200% 정도다. 비타민 C는 간 해독 작용에 필수 보조효소로 작용할 뿐만 아니라 뇌 신경전달물질 중에서 도파민의 생성을 돕는다. 다리를 떠는 하지불안증, 틱장애, 학습장애, 우울증, 파킨슨병이 있는 환자들은 대부분 도파민의 생성에 문제가 있는 경우가 많다. 이때 비타민 C가 풍부한 케일을 먹는다면 자연스럽게 도파민의 생성이 잘되도록 할 수 있다.

케일 속의 항산화 물질과 오메가 3 물질은 우울증의 해소에도 도움을 준다. 특히 철분, 엽산, 비타민 B6 등이 비타민 C와 시너지 작용으로 '행복 호르몬'인 세로토닌의 합성을 극대화한다. 정신적으로 불안하고 우울한 경우에 단순히 정신과 약물만 찾을 것이 아니라 그 근본 원인을 해결해주는 것이 중요하다. 이때 필요한 채소가 케일이기도 하다.

그뿐만이 아니다. 뇌세포 속에 염증 물질이 늘어나는 것은 간에서 해독 대사의 불량과 장내 세균의 균형이 깨진 장누수 증후군이 원인인 경우가 많다. 이때 케일 속의 비타민 C를 통해 뇌신경 속의 활성산소를 제거해 뇌 신경을 건강하게 만들 수 있다.

4 민들레

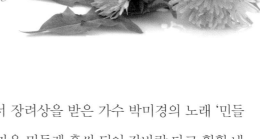

잎·줄기는 간세포 재생 촉진···
꽃은 장내 좋은 세균 배양

1985년 MBC 강변가요제에서 장려상을 받은 가수 박미경의 노래 '민들레 홀씨 되어'에는 '어느 새 내 마음 민들레 홀씨 되어 강바람 타고 훨훨 네 곁으로 간다'는 노랫말이 실려 있다. 실제로 민들레는 홀씨처럼 온몸 전체를 구석구석 날아다니면서 상처 치유와 해독 및 정화를 해주는 속성을 지닌다.

민들레의 영양 성분 중 특히 눈길을 끄는 것은 비타민 K와 비타민 A다. 비타민 K는 혈관과 혈액을 안정시켜 주고 혈액 응고에 관여한다. 상처로 출혈이 있거나 코피 등이 잘 나는 경우에 도움을 준다. 뼈 성장에도 핵심 역할을 하기 때문에 민들레는 골다공증의 예방에 도움이 된다. 비타민 A는 항산화제로서 피부, 안구와 점막을 보호해준다. 피부 점막에서 항산화 작용을 하기 때문에 여드름이나 아토피에 유용하게 쓰인다. 망막을 보호하며, 시력 개선에도 반드시 필요한 영양제다.

또한 민들레에는 감기 등 감염성 질환에 탁월한 효능을 발휘하는 플라보노이드 성분이 토마토보다 약 26배, 사과보다 4배 이상 들어 있다. 그래서 민간에서는 오한이 나면서 감기 기운이 있을 때 진액을 따뜻하게 데워 먹기도 했다.

그러나 뭐니 뭐니 해도 민들레에서 가장 주목할 만한 효능은 해독이다. 민들레에 함유된 실리마린(silymarin)은 간의 세포막을 튼튼하게 해주고 간세포의 재생을 촉진한다. 실리마린은 위염에도 좋은 성분으로 알려져 있다. 실리마린은 잎과 줄기에 특히 많다. 또한 콜린(choline)은 간에 지방이 쌓이는 것을 막고 소화와 지방 분해를 촉진한다. 리놀산도 풍부해 콜레스테롤의 배출을 도와 민들레는 대사증후군 증상을 보이는 중년에게도 유익한 식물이다.

특히 눈여겨봐야 할 만한 성분이 민들레 속의 루테올린(luteolin)이다. 루테올린은 인체 내에서 염증 물질인 프로스타글란딘 2를 생성하는 Cox-2(Cyclooxygenase-2) 효소의 활성화를 억제한다. 프로스타글란딘 2는 호르몬의 일종으로 염증 외에도 통증과 발열 증상을 유발한다. 동물성 지방 등이 몸에 해로운 이유는 Cox-2 효소를 증가시키기 때문이다.

또한 루테올린은 염증성 면역 매개물질인 인터루킨 6(Interleukin 6)와 면역세포를 조절해주는 TNF-α(Tumor Necrosis Factor-α, 종양괴사인자-알파)도 적절히 제어해준다. 인터루킨 6와 TNF-α가 적절히 제어되지 못하면 암을 비롯 각종 면역질환에 시달리게 된다.

민들레꽃에는 이눌린(inuline) 성분이 풍부해서 장내 좋은 세균을 배양해주는 유익균 효과도 있다. 몸의 해독 작용은 항상 콩팥의 이뇨어과 작용에 동반할 때 극대화된다. 여기에 대장 속의 유산균, 유익균의 충분한 상호작용이 뒤따르면 그야말로 금상첨화인 셈이다. 이러한 완벽한 '해독 심포니'에 최적화된 허브가 민들레라고 볼 수 있겠다. 한방에서 오래 전부터 국화과에 속한 다년생 초본인 민들레를 '포공영(蒲公英)'이라고 부르며 주로 염증성 질환에 처방해온 것도 이 같은 약리 작용을 임상적으로 확인했기 때문이다.

민들레는 알레르기 반응을 유발해 피부가 민감하거나 알레르기가 있는 체질의 사람들은 섭취에 조심해야 한다. 칼륨이 들어 있는 혈압약을 복용하는 분들인 경우에 민들레에 풍부한 칼륨 성분이 오히려 콩팥에 부담을 주고 나아가 심장 기능을 약화시키는 부작용을 일으킬 수 있다. 항생제를 복용하는 경우에 민들레 성분들이 흡수를 방해할 수 있으니, 이 또한 주의를 요한다.

한편 '신토불이' 유행 때문인지 최근 시중에 많은 서양 민들레의 효능에 대해 의심의 눈초리를 보내는 이들이 많지만, 여러 약리실험 결과 효능에 큰 차이가 없는 것으로 나타났다. 실제로 서양에서도 민들레의 효능을 진작부터 알고 있었기에 샐러드 등의 음식으로 즐겨 먹었을 뿐만 아니라 약초로도 많이 활용했다.

5 고수

뇌 속 치매 유발 단백질 억제 작용…
뇌 기능 활성화, 중금속 해독,
대사증후군에 효과

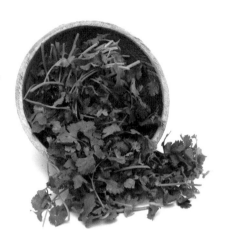

고수는 미나리과의 일년생 초본으로 한방에서는 소화를 시키고 땀을 내며 몸속 담을 제거해주면서 심장을 안정시키는 약으로 쓰곤 했다. 소변을 잘 보게 해주면서 장 속에 쌓인 적폐를 해소시켜 주는 역할도 한다.

고수에는 항산화제가 풍부한데, 베타카로틴, 베타-크립토잔틴, 루테인, 지아잔틴 등이 시력을 보호하고 망막 건강을 돕는다. 고수의 리나룰(linalool)은 고수의 냄새를 향기롭게 해주고 항산화 성분이 함유된 테르페노이드(terpenoid) 계열의 성분이다. 리나룰은 특히 마음을 진정시켜 주는 작용을 하기 때문에 숙면을 돕고 불안증을 감소시켜 준다.

고수에는 캠프페롤(kaempferol)과 쿼시틴(quercetin)이란 천연 항히스티민제가 들어 있어서 감기를 예방하고 알레르기 비염, 천식, 아토피 등에도 효과적이다. 또한 비타민 A, C, K가 들어 있고 칼슘도 함유되어 있어서 관절과 뼈를 보호하고 퀘시틴과 함께 감기, 몸살, 독감 등에도 도움을 준다.

비타민 A는 항산화제 역할을 하면서 망막을 보호해주는 작용(레티놀) 외에도 기관지와 폐 상피세포를 보호해서 점막에 붙은 가래, 병균과 독소를 외부로 배출하는 효능이 있다. 그 외에도 면역력을 보호하고 장벽을 보호해서 장누수 증후군의 발생을 억제해준다.

고수 속에 풍부한 비타민 K도 비타민 A와 함께 지용성 비타민인데, 출혈을 방지하고 뼈를 튼튼히 하는 이중 효과가 있다. 비타민 D는 비타민 K가 옆에서 도움을 줘야 칼슘이 뼈 속으로 잘 흡수되도록 유도해준다. 고수 속 망간 또한 뼈를 강화하면서 동시에 간 해독을 돕고 성호르몬을 만들어주는 역할을 한다. 엽산과 비타민 B2는 빈혈을 예방하고 신진대사를 촉진하는 에너지 대사를 활성화하면서 엽산이 뇌로 들어가 기분을 좌지우지할 수 있는 능력을 돕는 데 활용된다. 고수는 마음을 편안하게 하고 집중력과 기억력을 돕는 데 분명 좋은 효능이 있다는 것이다.

동국대학교 한의과대학이 실시한 연구에서 고수의 신경학적 효능을 보면 치매의 원인 중 하나인 베타-아밀로이드 단백질의 신경 독성을 억제하는 작용을 보였다고 한다. 몸속에 염증 세포가 만연하면 뇌로 올라가서 세포 독성 문제를 일으키게 되는데, 이를 방지하기 위해 청소부 역할을 하는 미세아교세포가 너무 지나치게 일을 많이 하면 미세아교세포가 오히려 또 다른 독성이 되어서 뇌세포가 파괴되고 베타-아밀로이드 단백질의 변성이 심해지면서 치매가 더욱 악화된다. 고수는 이러한 미세아교세포의 과잉 흥분을 억제해주기 때문에 치매의 예방에도 도움이 된다는 것이다. 현재까지 치매 환자에게 처방되는 약물은 글루타메이트의 과잉 흥분을 억제하는 약과 콜린이 뇌 속에서 빨리 없어지지 않게 하는 약이 대부분인데, 이두 가지 작용을 동시에 도와주는 천연 식품이 바로 고수라는 것이다.

고수는 뇌세포에만 작용하는 것이 아니라 인슐린 저항증, 고지혈증, 당뇨병 등과 같은 대사증후군에도 관여해서 혈당 조절과 인슐린 분비를 원활케 해주는 작용을 한다.

월남국수 집에서 향이 강해 처음에 국수를 잘 먹지 못하다가 나중에 이향에 적응되면 오히려 더 중독되는 향신료가 바로 실란트로(cilantro)인데, 이것이 고수의 잎 부위다. 고수 잎인 실란트로가 월남국수에 첨가되는영양학적 이유를 생각해보면, 실란트로가 월남국수의 탄수화물인 국수 부분과 국물에 다양한 맛을 내는 화학 재료들을 중화하고 해독하는 작용도해서이지 않을까 생각한다. 고수는 실제로 간 해독 능력이 뛰어나서 간 속에 들어 있는 효소인 ALT, AST, 빌리루빈을 독소로부터 보호해준다는 연구 결과도 있고, 실제로 고수 추출물 300mg/kg을 투여한 결과 지방간 축적이 줄어들어 간질환 방어 효과도 있다는 근거도 있다.

6 달래

무기질·비타민 C 등 풍부…
봄철 피로 달래주는 항산화 채소

봄철에 내 피로는 누가 달래주나? 바로 달래다. 달래의 학명은 알리움 모난툼(Allium monanthum)이다. 주요 성분으로는 알리인(alliin), 메틸 알리인(methyl alliin), 스코로도스(scorodose) 등이 꼽힌다. 여기서 주목해야 할 성분이 황을 함유하고 있는 알리인이다. 알리인은 해독 과정에 필요한 아미노산인 시스테인(cysteine)의 유도물질이다. 알리인은 마늘에도 많다. 그래서 달래는 마늘과 영양 및 효능이 비슷해 '산마늘'로도 불린다.

달래나 마늘과 마찬가지로 황 성분이 들어 있어 약간 썩은 냄새가 나는 식품들로는 계란, 브로콜리, 양파, 콜리플라워, 방울토마토, 양배추 등이 있다.

시스테인은 간 해독 대사에서 가장 중요한 역할을 하는 황이 풍부한 아미노산이다. 시스테인은 글루타민, 글리신과 함께 글루타티온 (glutathione)이란 항산화 물질을 만들어낸다. 흔히 영양학자들은 글루타티온을 간 해독의 종결자로 지칭한다. 만성 스트레스, 튀긴 음식, 술과 담배에 찌들어 있는 사람들에게는 항상 글루타티온이 결핍돼 있다. 간에서 독성물질들을 걸러내고 해독하느라 글루타티온은 '산전수전'을 겪으며 바닥이 드러나는 것이다. 계속되는 만성 피로감도 그래서 나타난다. 이때 필요한 성분이 시스테인이다. DNA와 RNA 유전자 합성을 올바르게 하기 위해 존재하는 생화학적 대사 작용은 메티오닌 아미노산이 호모시스테인으로 리사이클을 하면서 이뤄지는데, 이 과정에서 탄생하는 것이 시스테인이고 비타민 B6와 B12, 엽산 등의 보조 역할을 통해 글루타티온이 생성된다.

소변 유기산 검사를 통해 몸속에 황과 글루타티온이 충분히 있는지 등을 확인할 수 있는데, 많은 사람들에서 두 성분이 부족한 것으로 나타난다.

만성 피로는 물론이거니와 환절기 알레르기 질환, 심혈관 질환, 고지혈증, 비만 모두 간 해독에 절대적인 황-시스테인-글루타티온 화합물의 결핍과 관련이 많다. 달래가 바로 이러한 황을 포함한 시스테인의 결함을 메워주면서 글루타티온의 능력을 높여준다. 몇 년 전 달래에 관한 국내 연구에서 비만한 쥐를 통해 달래의 효능이 입증됐는데, 활성산소, 염증성 면역물질, 고지혈증의 치료에 달래가 탁월한 효능을 발휘했다. 달래의 알리인이 항암, 혈당 조절, 콜레스테롤 억제, 간 기능 개선, 혈액순환, 혈전 억제에 뛰어난 성분임이 확인된 것이다.

달래의 성분 중 소량이긴 하지만 비타민 A는 면역세포를 보호하며 비타민 C는 항산화 작용을 하고 피부를 보호해준다. 비타민 B1과 B2는 탄수화물을 섭취했을 때 몸속에서 에너지로 변환해주어 봄철 피로에 지친 세포를 보호해주면서 삶에 활력을 준다.

달래에는 무기질도 풍부하다. 철분은 빈혈을 예방하고 칼륨은 짠 음식으로 인한 피해를 적절히 보상해준다. 칼륨은 몸속의 나트륨과 결합해 밖으로 배출되므로 염분 과다 섭취로 인한 고혈압 등의 성인병을 예방한다. 그래서 염분이 많이 들어가는 찌개류에 달래를 넣고 끓이면 좋다.

한편 달래 속의 알릴 설파이드(allyl sulfide)는 비타민 B1과 만나 알리티아민(allithiamine)으로 바뀌는데, 이는 춘곤증으로 인한 만성 피로를 물리치고 스태미나의 증진을 돕는다.

7 쪽파

뿌리는 두통, 잎은 부기에 좋아…
액즙으로 먹으면 어혈 풀어줘

쪽파의 원산지는 명확하지 않다. 아시아의 여러 지역과 이집트 및 프랑스에서 유사한 계통이 발견되는데, 파와 양파의 교잡에 의해 만들어졌다는 것이 정설이다.

쪽파의 잎과 줄기는 일반 파 및 양파와 함께 비타민 B1, B2, C, 아미노산, 항산화 성분 등을 많이 함유하고 있다. 쪽파는 특히 유해한 활성산소를 억제하는 항산화 작용이 뛰어나다. 순천대 농업생명과학대학에서 실시한 항산화 성분의 효능 관련 연구에서도 강력한 효능을 확인할 수 있었다.

쪽파 속에는 아미노산 중에서 특히 글루탐산이 많고 아스파르트산, 프롤린, 알라닌 순으로 들어 있다.

글루탐산과 아스파르트산은 천연 성분으로서 과하게 먹지 않는다면 뇌 세포를 활성화하고 에너지를 고양하는 작용을 한다. 글루탐산은 알라닌과 함께 간 해독 대사에도 관여한다. 배가 고프거나 혈당이 낮을 때 근육 속 단백질을 분해해 간에서 새로운 당을 만들어내 에너지를 충당케 해주고 단백질 분해 과정에 나오는 독성물질인 암모니아를 신장에서 배출해준다. 프롤린은 콜라겐 합성에 필수적이며, 관절과 연골을 보호하면서 상처 치유와 피부 보호를 위해서 비타민 C와 함께 작용한다.

원광대 한의학전문대학원에서 쪽파에 관한 실험을 했다. 과당을 잔뜩 먹여서 고혈압을 유발하고 신장의 여과 기능을 약화시킨 동물실험에서 쪽파는 신장의 배설 기능을 호전시켰다. 특히 고혈압으로 인해서 혈장 속 크레아티닌 농도가 크게 증가하고 크레아틴 청소율이 상당히 억제됐을 때 쪽파를 먹였더니 신장을 돕는 작용을 했다.

파는 양파, 달래, 마늘, 부추 등과 같은 백합과 알리움 속으로서 효능은 다음과 같다. 우선 파의 줄기 비늘인 총백은 알리신이 풍부해서 항균 작용을 하며, 대소변을 통하게 하고 땀을 잘 내게 해준다. 파의 뿌리는 두통과 동상을 치료하고 파의 종자는 시력을 좋게 한다. 파의 잎은 땀을 내게 하고 감기 등을 예방하며 부기를 줄여준다. 파 전체를 모두 액즙으로 먹게 되면 어혈도 사라진다. 그래서 두통과 코피를 멎게 해주는 작용도 한다.

쪽파에는 100g당 비타민 A가 하루 권장량의 33%가 들어 있어서 망막과 피부를 보호하고 장벽을 튼튼히 해서 장누수 증후군을 예방하는 데 도움이 된다. 원인 모를 피부질환은 대부분 장내 세균총의 불균형에서 오는데, 그 출발점은 장벽의 누수 현상이다. 쪽파가 피부를 맑게 해준다는 얘기도 그래서 생겼다. 실제로 쪽파에는 지아잔틴, 카로틴, 루테인 등의 플라보노이드 항산화 성분 또한 풍부해서 장과 피부의 염증을 제거해준다.

쪽파 속에는 비타민 K 및 C가 풍부하며, 특히 비타민 K는 100g당 권장량의 172%가 들어 있어서 골다공증을 예방하고 출혈 방지와 면역 보호에 일조한다. 비타민 K는 혈액 응고 작용, 뼛속 미네랄화 작용, 혈관 내 석회화 억제 작용 등의 중요한 일을 한다. 비타민 D와 상호협조 작용을 하기 때문에 햇볕을 충분히 쬐면서 쪽파를 자주 먹으면 도움이 된다.

비록 마늘의 경우보다는 소량이지만 쪽파 속에서는 티오설피네이트(thiosulfinate)가 알리신으로 변환되면서 간 해독 작용도 한다. 알리신은 간에서 콜레스테롤 합성 대사 과정의 효소를 억제하기 때문에 고지혈증을 예방해준다. 또한 혈관 내 산화질소를 적절히 자극해 심혈관을 보호하는 작용도 한다.

이와 함께 쪽파의 황 성분은 간 해독에서 가장 핵심으로서 몸속에서 독소, 중금속 등이 발견되면 이를 해독, 정화, 배설하는 작용을 한다. 고기를 구워 먹을 때 같이 먹거나 찌개, 양념 등에 첨가해서 먹는 쪽파는 조리·가열 과정에서 발생하는 활성산소를 제거하고 항산화 시켜 주며 음식 속 독소도 걸러준다.

8 오레가노

천연 항생제…

감기·알레르기 비염·무좀 등에 효험

톡 쏘는 박하 같은 향이 특징이어서 '꽃박하'로도 불리는 오레가노는 그 향과 맛이 오랫동안 몸속에 남아 행복을 주는 식품이다. 이탈리아 요리인 피자, 파스타 등에 오레가노가 곁들여져 나오는 풍부한 향기는 장시간의 가열과 조리에도 쉽게 사라지지 않는다.

한의원에서 오레가노를 권할 때에는 환자에게 곰팡이 균이 있는지 먼저 확인한다. 곰팡이는 덥고 습한 부위에 많이 발생하기 때문에 사타구니, 옆구리, 입안, 장내, 질 내, 발톱, 두피 등에 잘 생긴다. 영어로 펑거스(fungus)라고 불리는 곰팡이 균은 면역력이 떨어지고 스트레스를 많이 받은 상태에서 술, 탄수화물과 과일 속 당분을 많이 섭취했을 때 나타난다.

그런데 곰팡이의 퇴치에 도움을 주는 것이 바로 오레가노다. 만성 피로, 소화장애, 발톱 무좀, 피부질환, 여성의 질염, 두피질환, 잦은 설사 등에 곰팡이가 관여하는데, 이때 오레가노를 먹으면 효험을 볼 수 있다. 강력한 항진균제의 부작용이 우려된다면 천연 항생제인 오레가노를 평소에 예방적 차원에서 활용하는 것이 좋다.

오레가노는 감기, 기침이나 알레르기 비염에도 효과적인데, 항염과 항히스타민 기능이 강력하기 때문이다. 몸속 어딘가에 염증이 있고 피부질환과 잦은 기침이 있을 때 오레가노와 코코넛 오일을 같이 먹으면 가정에서 쉽게 도움을 받을 수 있다.

오레가노의 성분 중에 티몰(thymol)은 면역력을 강화하면서 곰팡이 균을 죽이는 작용을 한다. 상처 치유의 촉진에도 탁월한 효과를 발휘한다. 또한 카바크롤(carvacrol)과 테르펜(terpene)은 다양한 세균 증식을 억제하는 효능이 있다. 나린진(naringin)은 항암 효능을 보이며, 베타-카리오필린(beta-caryophyllin)은 염증을 억제하고 골다공증과 관절염을 예방해 준다. 대사증후군에도 좋다. 그리고 로즈메리산(rosmarinic acid)은 활성산소를 억제하는 항산화 성분으로서 알레르기 천식의 치료에 도움을 주고 항암 작용을 보이며 동맥경화의 치료에도 효과적이다.

그 외에도 오레가노에는 비타민 A, C, E, K, 식이섬유, 엽산, 철분, 마그네슘, 비타민 B6, 칼슘, 칼륨 등이 많이 들어 있다.

오레가노의 여러 성분 중에서 특히 주목할 것이 카바크롤이다. 오레가노와 무좀을 연결지어 생각할 수 있는 것도 바로 이 카바크롤 성분 때문이다. 무좀의 발현과 진행은 피부사상균이나 칸디다균의 증식에 의한 것인데, 카바크롤이 세균의 세포막 형성을 방해해 증식을 억제한다는 것이다.

카바크롤은 병원성 세균을 죽이는 데 일반적인 항생제로 쓰이는 페놀보다 그 효능이 20여배 더 강력하다는 주장도 있다. 이 같은 효능 때문에 지중해 지역에서는 오레가노를 회충 같은 기생충의 퇴치에는 물론 외과 수술에서 항생제의 대용으로 쓰기도 했다고 알려져 있다.

비만, 지방간, 고지혈증, 당뇨병 등 대사증후군에 대한 카바크롤 예방 및 치료 효과에 관한 연구도 요즘 활발하게 진행되고 있다. 카바크롤 성분은 혈장과 간에서 콜레스테롤과 지질을 분해하여 지방간을 해소해주고 혈당과 인슐린 저항성도 개선해준다.

9 돌미나리

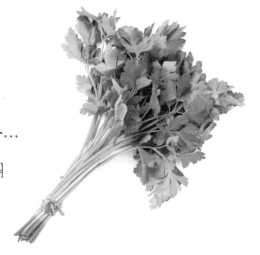

미나리보다 칼슘 2배 더 많아…
생즙으로 먹으면 혈압 낮춰줘

돌미나리는 미나리과에 속하는 다년생 초본으로서 계곡의 샘터, 들의 습지나 물가에 산다. 논에서 재배되는 물미나리 또는 논미나리에 비하면 길이가 짧고 줄기 아래가 약간 붉은색이어서 쉽게 구분된다. 주로 나물로 이용되고 있다.

돌미나리는 미나리보다 단백질과 지질의 함량이 더 높고 칼슘은 미나리의 2배 이상이다. 돌미나리는 예로부터 피를 맑게 하고 고혈압에 생즙으로 먹으면 혈압을 낮춘다고 했다. 해열, 진정 작용이 있고 변비와 하혈에 효과가 있으며 간 해독 능력과 함께 항고혈압이나 항균 작용도 있는 것으로 알려져 있다. 한방에서는 황달, 고혈압, 콩팥과 방광 기능장애에 처방돼왔다.

강원대 연구팀의 돌미나리 성분 분석에 관한 연구에 의하면 돌미나리에 풍부한 칼륨은 혈압을 내려주고 칼슘, 인과 마그네슘은 퇴행성 관절염과 골다공증을 앓고 있는 분들에게 좋다고 한다. 돌미나리 속의 비타민 C 또한 항산화 작용을 할 뿐만 아니라 콜라겐의 합성을 위해 필요한 성분이다. 따라서 뼈를 튼튼히 하고자 한다면 돌미나리가 으뜸이다.

돌미나리에는 비타민 C 다음으로 비타민 B3, B2, B1, B6 순으로 들어 있는데, 이러한 비타민 B군은 세포 내 에너지 대사에 필수 성분이기 때문에 부신 기능 저하로 인한 만성 피로와 면역력 저하 증세를 보이는 분들에게 도움이 된다.

페놀도 돌미나리에 풍부하다. 돌미나리의 페놀은 혈압을 내려주고 몸의 독소를 빠지게 하며 해열과 진정 작용을 하는 항산화 효과를 보여준다. 주성분은 클로로겐산(chlorogenic acid), 카페인산(caffeic acid), 카테킨(catechin), 갈릭산(gallic acid) 등이다.

커피 속에도 적당량 함유되어 있는 클로로겐산은 혈당 조절을 위한 인슐린 작용을 돕기 때문에 혈당 과다로 인한 비만, 지방간 등에 효과적이다. 또한 항산화 작용을 통해 만성 염증을 조절하는 작용이 있고 망막의 노화를 억제해서 시력을 돕는다.

이뿐만이 아니다. 뇌 혈액순환 장애로 인해 뇌에 산소가 부족해지고 산소 부족으로 인해 뇌신경계의 과잉 흥분이 일어나면 뇌세포는 노화되고 신경세포는 파괴되기 시작한다. 이때 자세를 갑자기 바꾸거나 눕거나 일어날 때 순간 핑 돌고 어지러우면서 가슴이 뛰고 호흡이 빨라지는 과호흡 증후군을 겪게 된다. 이러한 산소 부족으로 인한 뇌신경계의 세포 손상을 클로로겐산이 미연에 예방해준다.

갈릭산은 콜레스테롤이 소장에서 흡수되는 것을 돕는 콜레스테롤 에스테라아제 효소의 작용을 억제하기 때문에 콜레스테롤이 몸에 나쁜 저밀도지단백(LDL) 콜레스테롤로 변환돼 오장육부에 영향을 미치는 것을 줄여준다. 콜레스테롤의 재흡수도 막아 총콜레스테롤과 LDL 콜레스테롤의 수치를 낮춰준다. 갈릭산은 보이차에도 많이 들어 있다.

여러 채소류의 채소 즙 중에서도 돌미나리 즙은 항돌연변이, 암세포 증식 억제 등의 생리활성 작용에 유용하다는 점을 입증한 연구도 있다. 또한 돌미나리는 지방세포의 분화와 관련된 단백질의 발현을 억제함으로써 지방세포의 증식을 억제해주는 식품이 될 수도 있다는 연구 결과도 있다. 한 연구에서는 돌미나리의 성분을 추출해서 고혈압의 원인이 되는 레닌-안지오텐신 계통의 효소를 억제하는 혈압 강하 성분을 밝히기도 했다.

이처럼 돌미나리는 강력한 항산화 작용을 하면서 항암, 항비만, 항고혈압 작용을 할 뿐만 아니라 스트레스로 인한 과잉 코티솔, 유해 환경물질과 몸에 해로운 음식으로부터 생기는 산화 스트레스를 개선한다.

10 파슬리

골다공증 예방 돕는 비타민 K 압도적…
숙취 해소 효과도

최근 파슬리에 대한 동물실험에서 스트레스를 유발한 후 파슬리를 먹인 경우와 스트레스만 받은 경우를 비교해봤더니 항산화 능력이 강한 파슬리를 복용한 실험군에서 현저하게 스트레스성 위장관 손상이 적었다는 결론이 나왔다. 실제로 파슬리는 강력한 간 해독과 항산화 작용을 하는 세포 내 글루타티온과 SOD(Superoxide Dismutase) 그리고 해독 효소인 카탈라아제(catalase)를 상승시켜서 위벽을 보호한다.

파슬리는 휘발성 오일 성분이 풍부해 특유의 향으로 미식가들을 자극한다. 비타민 A, B1, B2, C가 풍부하고 무엇보다도 비타민 K가 압도적으로 많다. 100g당 하루 권장량의 574%나 들어 있다.

비타민 K는 기본적으로 혈액 응고 작용을 하지만 요즘에는 골다공증의 예방에 더욱 중요한 비타민으로 연구가 진행 중이다. 골다공증은 칼슘만 부족해서 오는 것이 아니라 비타민 D를 비롯한 비타민 K, 구리, 아연, 붕소(boron), 마그네슘 등의 미네랄이 결핍돼 오기 때문에 칼슘만 복용해서 골다공증을 예방한다는 것은 계란으로 바위치기임을 명심해야 한다. 이 외에도 비타민 K는 뇌신경 감퇴를 억제해 요즘에는 알츠하이머, 치매 예방에도 중요한 성분으로 떠올랐다.

비타민 B1과 B2는 세포 안에서 에너지를 만들어낼 때 반드시 필요한 보조제로서 만성 피로, 스트레스, 면역력 저하가 장기적으로 누적된 분들에게 필요하다. 특히 피로하면서 입안이 헐고 혀가 갈라지며 입술이 잘 터지는 분들에게는 비타민 B2인 리보플라빈이 필요하고 과음하거나 피임제나 피임기구를 이용하는 여성들에게는 B1이 필요하다. 따라서 파슬리는 피로해소를 돕고 과음으로 인한 부작용을 막아주며 여성호르몬의 부작용을 상쇄할 수 있다.

파슬리에는 또한 오렌지에 비해 3배나 더 많은 비타민 C와 함께 루테인과 지아잔틴을 돕는 비타민 A까지 많이 들어 있어 백내장이나 황반변성의 예방에도 효과적이다. 철분은 시금치 함량에 비해 2배나 많기 때문에 산소를 운반하는 적혈구를 보호하면서 빈혈을 예방한다.

파슬리의 방향성 기름 속에는 아피게닌(apigenin), 아피올(apiole), 미리스티신(myristicin) 등이 있는데, 그 중에서 아피올과 미리스티신은 전해질의 손실 없이 수분 배설만을 촉진하고 자궁근 수축 작용도 한다. 콩팥 상피세포를 자극하면서 콩팥으로 가는 혈액순환을 활발히 해주기 때문에 사구체 여과 기능을 개선해줘 몸이 붓고 푸석푸석한 느낌, 몸이 늘 무겁다고 느껴지는 증상을 예방하고 이뇨 작용을 원활케 해준다.

파슬리 속의 아피올과 미리스티신 성분은 자궁, 방광 및 장의 평활근 연동운동을 촉진해 임신과 출산 시 자궁 근육의 회복을 돕고 소변을 잘 배출케 하면서 변비 또한 완화하는 작용을 한다. 그래서 파슬리는 소화가 안 되고, 변비에 시달리고, 몸이 붓고, 소변이 시원하지 않으면서 자주 보러 가고, 혈액순환이 안 되는 분들에게도 유익한 허브다.

파슬리 속에는 클로로필(엽록소)이 많이 들어 있어 몸을 정화하고 청결하게 해준다. 클로로필은 다음과 같은 기능을 발휘한다. 산소를 더 많이 활용케 하고 간, 장과 혈액에서 하는 해독과 대사 작용을 돕는다. 또한 피를 맑게 하고, 독소를 제거하고, 혈압을 유지케 하고, 세포 재생을 돕고, 몸과 입에서 나는 냄새를 제거해주기도 한다. 참고로 입 냄새를 줄여주는 음식은 다음과 같다: 오이, 코코넛 오일, 사과, 사이다, 식초, 페퍼민트, 녹차.

파슬리 속의 대표적인 항산화제이기도 한 아피게닌과 함께 아피인(apiin), 크리소에리올(crisoeriol), 루테올린(luteolin) 등은 몸속 해독과 정화 능력을 높여주고 항암 작용도 한다. 아피게닌은 유방암을 억제하는 기능과 함께 유방암 세포를 줄여주는 역할도 한다. 루테올린은 뇌 속 염증을 줄여주기 때문에 뇌 퇴행성 병변인 치매, 파킨슨병과 우울증의 치료에도 도움을 준다.

11 쑥갓

혈당 조절·근육 형성 돕는 성분 풍부…
중년엔 꼭 필요

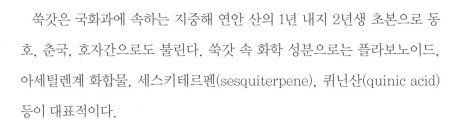

쑥갓은 국화과에 속하는 지중해 연안 산의 1년 내지 2년생 초본으로 동호, 춘국, 호자간으로도 불린다. 쑥갓 속 화학 성분으로는 플라보노이드, 아세틸렌계 화합물, 세스키테르펜(sesquiterpene), 퀴닌산(quinic acid) 등이 대표적이다.

2003년 쑥갓에 대한 연구에서 간 독성에 대해 강력한 보호 작용이 있음이 밝혀졌다. 또한 2007년 〈한국식품과학회지〉에 실린 연구에서 쑥갓은 아질산염 소거 작용과 강력한 항산화 작용을 하는 SOD(Superoxide Dismutase) 효소와 유사한 활성 작용을 한다는 사실이 알려졌다.

한방에서는 쑥갓이 비위를 돕고 담(痰)을 제거하며 소변을 잘 통하게 해주는 효능이 있다고 한다. 간 해독, 간 보호 능력을 상승시키고 항산화 작용을 하기 때문에 소변 대사를 통한 해독 작용을 원활히 해주면서 소화 능력을 돕는다는 의미로 해석할 수 있다.

커피 생두에도 많이 들어 있는 클로로겐산(chlorogenic acid) 성분이 풍부한 쑥갓은 식후 혈당의 급상승을 억제해주는 작용을 해서 당뇨를 포함한 대사증후군의 예방에도 유익하다.

탄수화물은 가급적 적게 먹는 것이 좋지만 부득이 빵, 면 등을 먹어야 하는 경우에는 채소를 곁들여야 하는데, 그 중에서도 으뜸이 클로로겐산이 풍부한 쑥갓이다. 고기에 쌈을 싸서 먹을 때 역시 쑥갓은 항산화 작용과 혈당 조절 기능을 같이 해서 식후 포만감을 주고 지질—당 대사에 도움을 준다. 칼륨 또한 100g당 270㎎이나 들어 있어 나트륨 과다로 인한 고혈압이나 부종, 신장질환, 어지럼증, 귀 먹먹함 등의 증상 완화에 효과적이다.

쑥갓에는 소량이지만 다양한 아미노산도 포함돼 있다. 세린(serine), 아스파라긴(asparagine), 트레오닌(threonine), 알라닌(alanine), 페닐알라닌(phenylalanine), 발린(valine), 류신(leucine), 프롤린(proline), 이소류신(isoleucine), 타이로신(tyrosine), 글루탐산(glutamic acid) 등이 바로 그것. 이 중 류신, 이소류신, 발린 등 세 가지를 통칭하는 분지사슬 아미노산(branched—chain amino acid)은 근육을 튼튼하게 해주는 필수 아미노산이다.

스트레스 호르몬인 코티솔, 에피네프린과 노르에피네프린이 뇌와 부신에서 지나치게 분비되면 과잉 항진 대사를 불러일으켜 허리, 무릎과 발에 통증이 오고 소화장애, 면역력 저하, 불면증과 불안장애를 유발한다.

그러면 몸속 당분(glucose)이 쉽게 소모돼 저혈당증이 오면서 "오늘은 달콤한 게 당기네"라는 얘기가 저절로 나오는데, 실제로 몸속에서는 부족한 당분을 보충하기 위해 다리 근육의 단백질을 사용한다. 스트레스를 많이 받는 중년 남성들의 다리가 홀쭉해지는 이유다. 다리 건강을 위해서도 고기, 생선, 계란에 분지사슬 아미노산이 풍부한 쑥갓을 곁들인다면 더할 나위 없이 좋다. 앞으로는 "오늘은 쑥갓이 당기네"라고 새롭게 멘트를 날려야 맞을 것 같다.

쑥갓 속의 타이로신과 페닐알라닌은 신경전달물질인 도파민의 전구물질로서 도파민의 형성에 절대적인 아미노산이다. 쾌락 중추의 핵심이자 사람의 의식을 깨게 하고 전두엽이 정상적으로 판단하고 실행할 수 있게 해주는 도파민은 나이가 들면서 대부분 부족해진다.

이런 사람들은 담배를 끊기 어렵고 술과 커피를 통해 기분전환을 한다. 이 경우에도 생선, 고기와 함께 쑥갓을 먹어줘야 한다. 그래서 대사 과정에 여러 문제가 나타나는 중년에게 쑥갓은 말 그대로 몸에 좋은 '쑥God'인 셈이다.

12 양파

혈관 속 끈끈하고 탁한 혈액을 맑게…
천식·기침 해소에 탁월

양파를 까고 앉아 있으면 결국 남는 것은 눈물뿐이다. 왜냐하면 양파 속 황 성분인 알릴 프로필 다이설파이드(allyl propyl disulfide)가 껍질을 벗길 때마다 냉정할 만큼 우리의 눈물을 쏙 빼내니까 말이다. 매운 냄새에 쉽게 눈물을 흘리는 분이라면 양파를 아주 차가운 물 속에 담근 후에 서서히 껍질을 벗기라고 권하고 싶다.

사실 처음 요리를 배우고 하게 될 때 양파만큼 다양하게 요리 재료로 들어가는 것도 없다. 라면부터 김치, 카레, 찌개, 부침, 냉면 육수 등 이루 헤아릴 수 없는 음식의 식재료로 가장 탁월한 것이 양파다. 게다가 영양학적 가치 또한 출중하다 보니 양파는 골프에서 홀대받는 그 '양파'가 아니라 음식의 '홀인원'이 아닌가 싶다.

89%가 물로 채워진 양파에는 약간의 탄수화물이 있어서 달착지근한 맛이 난다. 건강한 수용성 식이섬유인 프룩탄(fructan)도 풍부해 장내 유산

균의 활성화를 돕기 때문에 뷰티레이트(butyrate)와 같은 짧은사슬 지방산의 합성이 활발해지면서 장 속 염증과 대장암의 예방에도 일조한다.

다만 프룩탄은 체질에 따라 소화가 안 될 수 있고 특히 과민성 대장 증후군이 있거나 평소 음식에 민감하고 만성 위장장애가 있는 분은 섭취에 주의해야 한다. 속이 더부룩해지면서 복부 팽만감, 변비, 설사 등으로 이어질 수 있다. 밀가루 속 글루텐과 함께 장누수 증후군의 원인이 될 수도 있다.

양파를 자르거나 씹을 때 양파 속 효소가 물리적 자극을 받으면 여러 가지 유익한 효과를 낸다. 우선 알리움(allium)과 알릴 다이설파이드(allyl disulfide)가 알리신(allicin)으로 바뀌면서 항암과 혈당 조절 작용을 하고, 혈관 벽 속의 산화질소를 자극해서 혈관을 넓히고 혈액순환을 도와 혈압을 낮춰준다. 또한 혈전을 녹일 뿐만 아니라 심혈관 질환을 예방하고 말초순환장애를 개선한다.

'프렌치 패러독스'라는 말이 있다. 동물성 지방 등의 고칼로리 음식과 빵을 즐기는 프랑스인들에게 의외로 심혈관 질환이 많지 않은 것을 두고 하는 말이다. 이에 대해 와인 덕분이라고 말하는 이들이 많지만 실제로는 다양한 양파를 즐겨 먹는 데서 그 이유를 찾아야 할 것 같다. 왜냐하면 양파의 황 성분은 혈관 속 끈끈하고 탁한 혈액을 맑게 해서 심장 순환을 원활히 해주기 때문이다.

양파 속에는 또 다른 플라보노이드 항산화 물질인 쿼시틴(quercetin)이 풍부한데, 사과, 녹차, 레드와인, 자몽 속에도 함유돼 있어서 강력한 항암 작용과 함께 내추럴 항히스타민 작용을 해서 알레르기 비염과 피부질환에 도움을 준다. 쿼시틴은 히스타민을 억제하는 작용으로 감기를 자주 앓는 아이들이나 어르신들에게 도움이 된다. 쿼시틴이 풍부한 양파를 늘 가정에 준비해두면 감기, 비염, 기침, 피부 발진 등에 두루두루 민간요법으로 활용할 수 있다. 쿼시틴은 또한 면역세포의 균형에 관여해서 알레르기, 천식, 기침 등의 해소에 도움을 준다.

양파가 더욱 놀라운 것은 강력한 항암 작용을 한다는 것이다. 양파를 많이 먹을수록 암 발생 위험이 줄었다는 연구 결과가 있다. 특히 간암, 대장암, 신장암, 전립선암, 유방암, 난소암과 자궁암이 그렇다. 쿼시틴과 안토시아닌 외에도 양파에 들어 있는 황 성분 중에서 시스테인(allycysteine, methylcysteine)과 오니오닌 A(onionin A) 성분들이 항암 작용과 함께 간 해독 작용을 한다.

양파의 비타민 C 또한 면역력 보호와 항산화 작용을 톡톡히 해주고 엽산과 비타민 B6는 함께 작용해 호모시스테인이 과다해서 오는 심혈관 질환을 예방해준다.

13 표고버섯

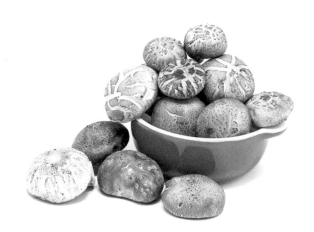

고지혈증 완화···
신경세포 노화도 막아

표고버섯은 고지혈증의 완화에 도움을 주는 버섯이다. 표고버섯의 성분 중 하나인 에리타데닌(eritadenine)은 콜레스테롤 합성 과정에 관여하는 효소를 차단해서 체내 콜레스테롤을 낮춰준다. 또한 이 성분은 혈압과 관련이 있는 효소를 억제하는 작용이 있어서 고혈압 환자에게도 도움을 준다.

이와 함께 표고버섯에는 다당체 베타-글루칸 성분인 렌티난(lentinan)이 풍부하다. 이 성분은 면역계를 자극하면서 종양세포를 골라서 제거하는 일을 담당하는 대식세포, T세포와 자연살해세포의 기능을 증진시킨다.

그러나 표고버섯에서 우리가 가장 눈여겨봐야 할 성분은 비타민 D다. 뇌 속에서 신경세포가 노화되는 것을 방지하기 위한 첫 번째 영양소가 바로 비타민 D다. 스트레스, 교통사고 외상, MSG를 포함한 패스트푸드, 술과 담배 등은 뇌신경 세포막의 수용체 시스템에 혼란을 일으켜 칼슘 유입을 촉진하며, 이로 인해 세포 소멸 내지 괴사가 이루어지면서 뇌신경이 서서히 죽는다. 이 과정을 차단하는 것이 바로 타우린과 함께 비타민 D의 역할인 것이다. 따라서 종종 열 받는 일이 많은 사람은 표고버섯을 즐겨 먹을 필요가 있다.

이와 관련해 표고버섯의 셀레늄도 비타민 D와 시너지 작용을 한다. 열 받고 화나는 상황에 처하면 체내 셀레늄이 많이 감소한다. 스트레스 호르몬인 코티솔이 지속적으로 나올 때 호르몬 균형을 잡기 위해 셀레늄이 많이 소진되기 때문이다. 셀레늄이 부족한 경우에는 호르몬 대사에 문제가 발생한다. 왕성한 신진대사가 멈추고, 몸이 붓고, 체중이 늘고, 콜레스테롤이 오르고, 기분이 우울해진다.

표고버섯 속의 셀레늄은 또한 간 해독의 핵심인 글루타티온 퍼록시다아제 효소가 지속적으로 작동할 수 있게 돕는 보조효소 작용을 한다. 그리고 이 작용을 통해 유해 환경물질, 체내 독소, 술과 담배 스트레스로 찌든 간을 보호해주는 역할도 한다. 많이 알려져 있지는 않지만 비타민 A와 함께 셀레늄이 든 버섯을 먹으면 피부질환, 여드름의 해결에도 도움을 받을 수 있다.

표고버섯 속에는 또한 구리가 풍부하다. 구리는 표고버섯 속의 라이신과 함께 피부, 뼈와 관절의 성분인 콜라겐의 형성을 촉진한다. 이뿐만 아니라 구리는 도파민을 비롯한 신경전달물질의 활성화에도 유익하다. 이 때문에 구리가 심하게 부족하면 기억력 저하나 파킨슨병 같은 신경 퇴행성 질환에도 간접적으로 영향을 미칠 수 있다. 다만 구리가 체내에 너무 축적되면 오히려 뇌 신경세포를 파괴할 수도 있으니 주의를 요한다.

한편 표고버섯에는 단백질도 많이 들어 있다. 그 중에서 글루탐산과 아스파르트산 같은 단백질에는 뇌신경을 흥분시키는 아미노산과 함께 반대로 마음을 차분하게 해주는 가바(GABA) 성분도 함유돼 있다. 따라서 판단과 집중 그리고 적극적이고 공격적인 업무 성취나 학습능력 수행을 할 때에는 물론 반대로 차분히 나를 관조하고 이완하며 깊은 숙면을 취할때에도 표고버섯을 먹으면 효과를 볼 수 있다.

게다가 류신과 라이신이 다른 곡식에 비해 많이 들어 있고 아르기닌과 오르니틴도 풍부해서 관절과 근육을 보호하고 간과 콩팥에서 이루어지는 해독, 정화 및 여과 작용에 유익하다.

그러나 버섯을 먹고 피부가 가렵거나 두드러기가 난다면 일단 조심해야한다. 렌티난 성분이 내 체질에 맞지 않을 때 그럴 수 있다. 표고버섯을 너무 장기간 섭취하면 위장장애나 피부질환도 생길 수 있다. 아무리 좋은 음식이라도 장기간 지속적으로 섭취하는 것은 좋지 않다.

14 더덕

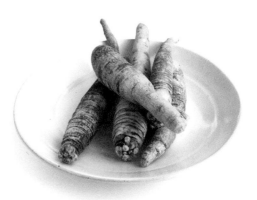

기침·가래·천식에 효과…
기억력 손상 억제해 치매도 예방

한방에서 더덕과 잔대는 사촌지간으로 효능이 비슷하지만 더덕은 주로 소양인에게 효과가 있고 잔대는 태음인에게 유용하다. 둘 다 폐와 기관지 보호에 명약인데, 만성 노인성 기관지 질환, 기침, 가래, 천식 등에 상당한 효과가 있다.

이미 안전성과 효능이 입증된 더덕은 진해 및 거담 작용을 하고, 면역력을 키워주고, 항산화 작용을 하고, 치매 예방 및 인지 능력 개선에도 좋아 건강기능식품으로도 많이 쓰이고 있다.

더덕에는 플라보노이드, 탄닌과 사포닌이 풍부해서 뇌 속 신경 독성 물질을 제거하고 혈관 내피세포 속에 있는 산화질소 합성효소(eNOS: endothelial NO Synthase)를 자극해서 산화질소(NO)를 풍부하게 생성시켜 고혈압, 혈액순환 장애, 죽상경화증이나 염증성 질환을 예방해준다.

더덕 속의 플라보노이드를 통해 NO가 증가하면 뇌 속의 뇌유래 신경영양 인자(Brain-derived Neurotrophic Factor, BDNF) 역시 증가하면서 신경 보호 작용을 한다. 더덕에 함유된 사포닌의 일종인 란세마사이드 A(lancemaside A)는 콜레스테롤과 유사한 구조라서 콜레스테롤의 흡수를 방해한다. 사포닌은 또한 계면활성제라서 세포막에 작은 구멍을 만들어 영양 물질이 잘 흡수되게도 한다. 란세마사이드 A는 염증을 억제하는 작용과 함께 치매 치료 약물인 도네페질처럼 기억력 손상을 억제하는 작용도 보인다.

최근에는 더덕이 전두엽의 기능을 강화한다는 사실도 입증됐다. 서울대의 동물 행동 실험에서 스코폴라민으로 유도된 동물의 기억 손상이 더덕을 통해서 회복됐다. 인체 적용 시험에서는 성인의 주의력, 집중력 등 인지 능력의 저하가 발효 더덕을 통해 유의하게 개선되는 것이 확인됐다. 더덕이 뇌세포 보호 작용과 함께 전두엽 기능 향상 및 인지 능력 개선 효과를 보이는 것이다.

아세틸콜린 수용체에 길항제 역할을 하는 스코폴라민을 투여하면 아세틸콜린을 억제하기 때문에 인지 능력과 기억력이 약해지는데, 이때 더덕이 아세틸콜린의 기능을 강화해 다시 인지 능력이 향상된다. 또한 발효 더덕은 아세틸콜린 방출량도 증가시키기 때문에 기억력 회복과 치매 예방에도 효과적이다.

더덕의 성분 중 아미노산 함량 또한 주목을 끈다. 아르기닌, 글루탐산, 프롤린과 아스파르트산이 특히 많이 들어 있다. 아르기닌은 산화질소가 지속적인 혈관 확장을 일으킬 때 도우미 역할을 한다. 미네랄, 칼륨, 인, 칼슘, 마그네슘 등의 함량도 풍부하다. 칼륨과 마그네슘은 전해질 균형과 신경 자극의 전달, 근육 수축과 이완 작용이 균형 있게 이뤄지도록 한다. 마그네슘이 부족해지면 간에서 당 분해와 지방 합성을 더욱 증가시켜 젖산과 중성지질이 늘어나 만성 통증 및 피로와 고지혈증이 지속될 수 있다.

더덕은 또한 탄수화물이 흡수되는 과정을 억제하고 혈당을 내려주기 때문에 당뇨병의 예방에 도움을 줄 수 있다. 탄수화물 분해 효소의 활성을 억제하게 되면 과잉 섭취된 탄수화물이 지방으로 옮겨가는 것을 막기 때문에 비만의 예방에도 도움을 주고 고지혈증의 예방에도 효과적이다.

정리하면 더덕은 결국 사포닌 성분으로 기관지와 폐 보호 작용이 강력하다. 또한 플라보노이드 성분으로 뇌 속 콜린의 부족으로 인한 기억력과 집중력 저하를 해소하고 마음의 진정 및 평안함을 주면서 치매도 예방한다.

혈관 내 산화질소를 풍부하게 만들어주는 더덕은 고지혈증과 당뇨의 예방에 필요하고 남성 발기부전을 비롯한 갱년기 장애에도 이롭다.

15 무청시래기

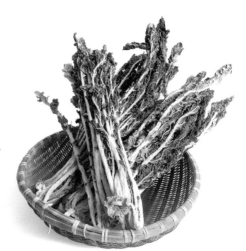

체내 대사 과정 불순물 무력화…

간 해독 능력도 탁월

간은 인체 내 대사가 활발히 이뤄지는 기관으로서 몸속 독소가 생기면 가장 많이 타깃이 되는 취약한 기관이기도 하다. 환경 독소나 대사산물로 인한 독소, 활성산소에 시달리는 간은 그 특유의 해독 작용을 통해서 스스로를 보호하면서 동시에 인체를 건강하게 유지하도록 해주는, 살신성인하는 존재라고 볼 수 있다.

아데노실메티오닌(adenosylmethionine) 형태로 무청시래기 속에 들어 있는 황(sulfur)은 체내 대사 과정의 불순물인 호모시스테인을 무력화하고 DNA와 RNA의 정상적인 발현을 유지케 하면서 동시에 글루타티온 합성을 도와 탁월한 간 해독 능력을 보인다.

일부 공업용품에 들어 있는 테트라클로라이드(CCL4) 같은 간 독성 화학물질 또한 지방간이나 간경화를 유발한다고 알려져 있는데, 무 속의 간 해독 성분이 이러한 간 독성 화학물질에 대해 강력한 해독 작용을 보여준다. 특히 술을 즐겨 마시는 사람들의 체내로 CCL4가 유입될 경우에 간에 치명적인 것으로 알려져 있다. 무청 속의 이소티오시아네이트(isothiocyanate), 플라보노이드 등의 항산화 성분 역시 간 해독에 좋다.

무청시래기는 오래 전부터 이미 항균 및 항암 작용과 항산화 기능이 강력한 것으로 유명하다. 예전에는 쓰레기만도 못한 시래기라고 해서 갖다 버린 무청과 무청을 말린 시래기 속에 강력한 항산화 및 간 해독 성분이 들어 있다는 것은 실로 놀랍다. 무 자체보다 무청은 항산화 효과와 독소 제거 작용이 훨씬 강력하다.

그린티와 블랙티에 풍부한 폴리페놀산도 무청시래기에 많이 들어 있다. 폴리페놀 속에는 카테킨(catechin), 시린직산(syringic acid), 바닐릭산(vanillic acid), 미리세틴(myricetin), 쿼시틴(quercetin)이 풍부하게 들어 있는데, 이런 성분들은 주로 지방산 대사에서 나오는 활성산소와 중금속 대사를 억제해주는 효과를 보여준다.

무청시래기에는 비타민 C가 하루 권장량의 25%가 들어 있어서 혈관과 조직 세포의 재생을 돕고 뼈와 치아를 튼튼하게 해준다. 비타민 C는 활성산소를 제거하는 항산화 역할도 하기 때문에 간 해독에 일조한다. 활성산소가 암, 심장질환이나 중풍 계열의 질환을 유발한다는 사실을 놓고 볼 때 무청시래기의 효능이 참으로 기특하다.

엽산, 리보플라빈, 칼륨, 구리, 비타민 B6, 마그네슘, 망간, 칼슘 등 또한 무청 속에 존재하면서 원활한 신진대사를 돕는다. 그 중에서 식이섬유는 배변 활동을 원활하게 하고 체중 감량을 유도하면서 지방 흡수를 억제하며 장 속 유산균을 활성화한다. 장 속의 독소가 잘 배출돼야 간 해독 대사도 잘된다. 무청시래기는 물을 흡수하는 힘이 강해서 장에서 잘 흡수되지 않고 대변이 대장을 빠르게 통과하도록 해서 배변량을 늘려 변비를 예방해준다.

무청시래기는 또한 혈압 조절 작용이 있고 천식이나 기관지염과 같은 호흡기 질환의 예방에도 도움을 준다. 그뿐만이 아니다. 항균, 항진균, 해독 작용과 함께 피부가 부드러움과 촉촉한 습기를 유지케 하는 역할을 한다.

아울러 이담 작용이 있어서 지방 대사를 촉진하고 소화를 도우며, 산소 공급을 원활히 해서 적혈구의 파괴를 예방하기도 한다. 무청시래기에는 관절과 연골, 뼈, 피부 등을 보호해주는 당단백질인 프로테오글리칸(proteoglycan)도 풍부해서 퇴행성 관절염을 예방하고 뼈를 튼튼하게 해준다.

16 도라지

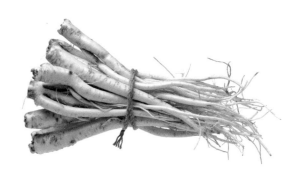

기억력 향상·치매 예방…
기침·가래 제거에도 효과

도라지는 더덕 및 인삼과 비슷하다 보니 1 인삼, 2 더덕, 3 도라지라는 말이 있다. 공통점은 셋 다 사포닌 성분이 들어 있다는 것이다. 쌉쌀한 느낌의 맛을 통해서 점막 속 점액의 분비를 원활하게 해주면서 기침과 가래를 멎게 하는데, 영양소로는 비타민 A와 비슷한 작용을 한다.

영원한 사랑이란 꽃말이 붙은 도라지에는 일화가 있다. 과거에 도라지라는 예쁜 여자아이가 있었는데, 오라버니를 좋아하면서 결혼하려다가 뜻을 이루지 못했다. 도라지는 강제로 유학 간 오라버니를 잊지 못하고 평생 바다만 바라보다 늙어 할머니가 되어 죽은 후 도라지꽃이 되었다고 한다. 그래서 그런 걸까? '도라지 도라지 백도라지 심심산천에 백도라지'처럼 지천에 깔려 그리움으로 승화된….

도라지는 예전부터 한방에서 기침과 가래를 제거하고 기관지와 폐를 보호하는 처방으로 많이 쓰이곤 했다. 실제로 도라지의 성분은 이눌린

(inulin), 올리고과당 등의 탄수화물이 대부분이며, 트리테르페노이드 (triterpenoid)계 사포닌, 당질, 섬유질 등을 함유하고 있다.

최근 도라지에 대한 연구 중에서 아세틸콜린 분해 효소를 억제해서 아세틸콜린이 뇌 속에서 지속적으로 유지되게 한다는 내용의 보고도 있었는데, 아세틸콜린을 지속시켜 기억력과 치매 예방에 도움을 준다고 했다. 위장관, 기관지 및 폐 점막 속에는 모두 면역물질들이 풍부해서 점막이 튼튼하면 실제로 면역력이 강해지고 뇌신경 역시 건강해진다. 따라서 도라지의 사포닌 성분은 폐 점막을 보호하면서 면역력과 뇌 기능을 돕는 작용을 한다고 보면 틀림이 없다.

2012년 한국국제대학교 대학원이 발표한 도라지를 통한 간 독성 연구에 의하면 실험군에서 간세포 손상 유발 물질인 t-BHP에 의해 유발된 간세포 독성과 지질과산화 및 활성산소의 과잉 증가가 도라지의 유용 물질인 길경, 이눌린, 올리고과당과 사포닌 분획에 의해서 감소되었다고 한다. 간세포 내 항산화제인 글루타티온의 양 또한 도라지를 통해서 회복되었다. 도라지가 간 해독에 탁월한 효능을 발휘한다는 점을 입증한 연구 결과다.

또 다른 간세포 손상 유발 물질인 carbontetrachloride(CCl4)를 투여해서 증가된 ALT/AST 간 효소의 수치가 도라지를 통해서 다시 정상으로 회복되었다는 실험 결과도 발표됐다. 또 다른 독성물질인 concanavaline A(Con A)에 의해 손상된 ALT와 AST 외에도 염증성 면역물질인 TNF-α, 인터루킨 6 등도 역시 상승했다가 도라지를 주었더니 정상으로 내려왔다고 한다. 한마디로 도라지는 간 해독과 염증 제거에 탁월한 효능이 있다는 연구 결과다.

2015년 건국대학교 생물공학과 대학원의 연구에 의하면 마사지 전에 오미자와 도라지를 각각 실험군에게 마시게 하고 대조군과 비교해서 피로 물질인 젖산과 요산, 스트레스 호르몬인 코티솔, 마음을 편안케 해주는 세로토닌 신경전달물질 등을 살펴보았더니 오미자와 도라지가 모두 실험군에서 마사지 후에 피로 물질과 스트레스 호르몬을 감소시켰다고 한다. 행복 호르몬인 세로토닌, 항산화 성분인 SOD 및 활성산소 억제 능력 면에서는 오직 도라지를 마신 집단에서만 효과가 있는 것으로 나타났다.

겨울철에 과음으로 간이 피로하고 면역력이 떨어져서 감기, 몸살과 독감을 앓는 경우에 도라지와 함께 해열 및 소염 작용을 하는 생강, 청열 효과가 있는 대파, 그리고 항산화 효능을 보이는 비타민 A, C 식품으로 가정식 요리를 하면 훌륭한 디톡스 처방이 될 것이다.

17 우엉

칼륨·비타민 B6 풍부··
간 해독·골다공증·
갱년기 우울증에 효과

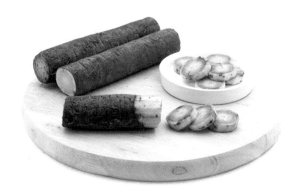

우엉에는 머리에서 발끝까지 오장육부 모든 부분에 효능을 갖는 성분이 많이 들어 있다. 주요 효능을 보면 천연 신경안정제 역할을 하는가 하면 몸속 병균을 죽이는 살균 작용, 장 속 유산균을 키워주는 작용, 간 해독과 항산화 기능을 통한 면역 보호 작용 등 이루 헤아릴 수 없을 정도로 다양하다.

우선 우엉에는 이눌린이란 식이섬유가 풍부해서 장 속 유산균의 증식을 도와준다. 유산균 중에서 특히 비피도박테리아의 생육에 유익한데, 이 비피도균은 장내 유해균을 억제하면서 장의 연동운동을 활발히 해주고 면역력을 강화해준다. 특히 궤양성 대장염이나 과민성 대장 증세 등으로 인한 설사, 복통, 가스, 복부 팽만감 등에 효과적이다.

한 연구에 의하면 비피도균은 암을 활성화하는 특정 효소를 억제하는 기능도 지닌다. 우엉의 악티제닌(arctigenin, ATG)이라고 하는 리그난 성분 역시 암세포의 증식을 차단하기 때문에 우엉은 암 예방에 최적의 식품이라고 할 수 있다.

우엉은 또한 바나나만큼이나 칼륨이 풍부하다. 따라서 혈압이 높거나 짠 음식을 많이 먹는 사람들, 관절염과 골다공증이 있는 사람들에게 좋다.

또한 우엉 속에는 비타민 B6가 적당히 들어 있다. 뇌신경을 보호하고 마음을 편안하게 해주며 우울증이나 불안증 등에 도움을 주는 영양제들을 자세히 살펴보면 B6가 꼭 들어 있는데, 글루타메이트가 가바(GABA)로 전환될 때 필수적인 보조효소가 바로 B6이기 때문이다. 뇌 속에 가바 성분이 넘칠 때 우리는 마음 편안하게 자신감을 갖고 생활할 수 있다.

우엉 속의 비타민 B6는 또한 갱년기 여성이나 생리전증후군이 있는 여성에서 두통과 복통, 심리적 우울감, 푸석푸석한 느낌의 전신 부종, 식은땀, 불면증 등도 해결해준다.

이와 함께 몸속 단백질 중에서 메티오닌이란 아미노산이 시스테인으로 바뀌면서 세포 내 유전자의 정상적 활동을 돕는 '메틸레이션'이란 대사가 이뤄지는데, 이때에도 비타민 B6는 엽산, 비타민 B12와 함께 꼭 필요한 성분이다. 혈액검사에서 호모시스테인 수치가 높게 나오는 사람이라면 메틸레이션이 잘되지 않는다는 것이며, 그럴 경우에 당연히 B6가 풍부한 우엉을 자주 먹어야 한다.

호모시스테인이 과다하면 혈관 벽을 파괴하고 심장병과 뇌졸중을 유발하기도 한다. 고지혈증이 없는데도 심장병이나 뇌졸중이 오는 큰 이유가 바로 호모시스테인 과다증이다.

우엉 속에는 또한 망간, 마그네슘과 비타민 C가 적당량이 들어 있어서 칼륨과 함께 골다공증의 예방에도 도움을 준다. 한 임상연구에 의하면 우엉차 3잔을 매일 42일 동안 복용했더니 대조군에 비해서 관절 속 염증을 나타내는 혈액검사 지표 수치가 현저히 낮아졌다고 한다. 이 외에도 총항산화능력(TAC), 과산화소거효소(SOD)와 글루타티온 과산화효소(GPX)가 모두 향상됐다.

항산화 능력과 글루타티온의 상승은 간 해독 대사에도 도움을 준다. 따라서 과음하거나 중금속이나 유해 환경 등의 독소에 장기간 노출되었을 때에도 우엉은 우리의 몸을 정화해주는 탁월한 효능을 발휘한다. 브라질 연구팀이 곰팡이 균인 칸디다에 대한 우엉의 효능을 시험하였는데, 곰팡이 균에 대한 항균 작용 역시 탁월한 것으로 나타났다.

콩팥 질환에 대한 한 연구에서 우엉 속의 악티제닌 성분은 염증 유발 물질을 억제함으로써 콩팥을 보호해주는 작용을 했다. 소변을 자주 보고 몸이 부으며 옆구리에 통증을 호소하면서 콩팥의 여과 기능이 약한 것이 혈액 및 소변검사에서 확인된다면 우엉을 상복해야 한다. 한편 한방에서는 우엉씨와 우엉차가 감기와 인후통에 특히 좋다고 추천하기도 한다.

18 생강

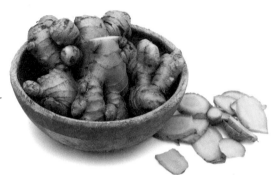

몸 따뜻이 하고 통증 완화…
감기몸살·수족냉증 등에 효과

강삼조이(薑三棗二)라는 말이 있다. 한약을 처방할 때 항상 생강 3쪽과 대추 2알을 약방의 감초처럼 넣는 것을 의미한다. 생강의 따뜻한 기운과 대추의 부드럽고 중화하는 작용이 함께 어우러져 약이 인체에 즐거움을 준다는 뜻으로 해석하면 좋을 것 같다. 우연히도 '조이'가 영어로 'joy'니 '즐거움을 준다'는 표현이 더 실감난다.

한방에서 생강은 주로 몸을 따뜻이 하고 찬 기운을 배출해서 감기몸살과 수족냉증의 치료를 돕는다. 소화를 잘 시켜 주면서 여성호르몬의 대사를 원활히 해주기 때문에 임신 구역감, 불임, 생리전증후군에도 다양하게 처방되어 왔다.

얼마 전 산부인과 저널에 게재된 675명을 대상으로 한 이중맹검법(double blind test) 연구에서 생강은 부작용 없이 임신 구토증을 완화해주는 강력한 효과를 입증했다. 생강은 묘하게도 한의학적으로는 신온해표(辛溫解表) 작용이 있어서 따뜻한 온기를 주면서 영양학적으로는 일산화질소(NO)라는 활성산소와 염증성 면역물질인 사이토카인(cytokine)을 억제해 염증과 통증을 완화해주고 열도 내려준다. 이 같은 여러 효능을 감안해 내려진 결론이 생강은 소화 기능을 돕고 감기몸살, 만성 관절염, 수족냉증, 통증을 해결해준다는 것이다.

생강에 함유되어 있는 주요 화학적 성분들로는 진저롤(gingerol), 진저디온(gingerdione), 쇼가올(shogaol) 등이 꼽힌다. 생강만의 독특한 톡 쏘는 냄새는 주로 진저롤에서 오는데 강력한 항산화, 해독 작용을 한다. 특히 오심, 구역감을 억제해주는 작용을 해서 위장관 점막을 보호해준다. 또한 생강 속 갈라노락톤(galanolactone) 역시 유명한 항구토제인 조프란과 유사한 효능을 보인다. 강력한 소염진통 작용으로 알려진 생강은 염증을 유발하는 류코트리엔의 생성을 막아 류마티스의 치료에도 도움을 준다.

이와 함께 생강은 인슐린 분비를 원활히 하면서 혈당을 조절해 인슐린 저항증에도 도움을 주고 고지혈증 또한 예방한다.

고혈압, 당뇨, 비만, 고지혈증 등의 4가지 질환은 모두 대사증후군으로서 인슐린 저항증이 문제의 첫 시작이다. 술, 빵, 국수, 피자, 단 음료수 등 당분이 많이 함유된 음식을 장기적으로 먹을 경우에 세포 안팎에서 인슐린에 대한 거부감이 늘어난다. 그러면 세포 내로 당분과 인슐린이 유입되지 않아 혈중 고혈당과 고인슐린 문제로 4대 질환과 함께 전신에 통증과 염증이 생긴다.

특히 탄수화물을 과도하게 섭취하면서 만성적인 스트레스와 화병에 시달리는 경우에 인슐린 저항증이 빨리 오면서 관절염, 소화장애, 기억력 문제, 감정 조절 문제 등과 더불어 비만, 고혈압, 혈당 조절 문제, 콜레스테롤 대사 문제 등으로 고통을 겪기 마련이다.

혈당 문제뿐만이 아니다. 다양한 밀가루 종류, 당분이 많은 음식들, 술 등은 모두 장 속에서 곰팡이 균을 증식케 하고 결국 장내 세균의 불균형을 유발한다. 그러면 장누수 증후군이 생기고 비타민 B군의 합성이 저하되며 비오틴을 못 만들기 때문에 에너지 대사(세포 대사)에 문제가 발생한다.

비오틴이 몸속에서 부족하면 지방산의 합성이 안 되고 저혈당을 초래하기 때문에 어지럼증, 통증, 피부질환, 위궤양 등이 오기 십상이다. 속이 쓰리고 장염이 자주 오게 되면 항생제를 쓰는 경우도 왕왕 있는데, 항생제의 남용은 장내 비오틴 합성을 방해하는 결과를 낳아 피부가 건조해지고 두드러기 등의 피부질환이 자주 발생한다.

이때 특효인 것도 바로 생강이다. 생강은 위와 장 점막을 보호하고 염증을 제거해주는 자연 치유적 음식이다. 장내 세균을 보호하면서 인슐린 저항증도 개선해주는 일석이조의 효과를 갖고 있다.

19 감자

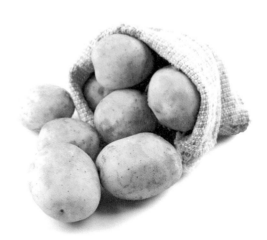

소음인 위장장애엔 약…
쪄 먹으면 비타민 C 손실 적어

탄수화물이 풍부한 감자에는 혈당을 상승시키는 전분도 많아서 당지수 (glycemic index, GI)가 높은 편이다. 다만 감자 속의 저항성 전분이 혈당 조절 작용을 하며, 조리 과정에서 가열 후에 아주 차게 식혀 먹으면 과도한 혈당 상승이 방지되고 당지수 또한 낮아진다.

감자 속에는 칼륨이 풍부해서 심장 보호 작용도 한다. 비타민 C는 가열을 많이 하면 파괴되므로 감자를 삶거나 쪄서 먹으면 비타민 C의 파괴가 억제돼 충분히 섭취할 수 있다. 감자 껍질 속에는 엽산은 물론 비타민 B6도 풍부해 신경을 안정시켜 마음을 편안하게 하면서 이뇨 작용을 원활하게 해서 몸이 푸석푸석 붓는 사람들에게 좋다.

비타민 B6는 신경 흥분 작용을 하는 글루타메이트가 뇌를 진정시켜 주는 가바(GABA)로 바뀌는 데 반드시 필요한 보조효소다. 이 때문에 비타민 B6가 부족한 경우에 불안하고 우울하며 근육 경련이나 불면 등이 나타날 수 있다.

껍질에 풍부한 폴리페놀을 통해서 강력한 항산화 효과를 내는 감자는 활성산소, 염증과 체내 독소를 해소해주는 작용도 한다. 감자가 디톡스 푸드로 분류되는 이유이기도 하다.

우선 감자 속의 카테킨은 베타-아밀로이드의 독성을 억제해 기억력 저하와 치매를 예방하는 데 탁월한 작용을 하며, 루테인은 활성산소로 인한 망막의 염증을 예방하는 작용을 한다.

이와 함께 감자의 전분은 주로 저항성 전분으로서 소장에서 소화되지 않고 불활성 상태로 대장에 들어가 장내 유익균을 활성화해서 짧은사슬 지방산을 만들고 장을 튼튼하게 해준다. 짧은사슬 지방산은 체지방의 증가를 억제하는 효과가 있으며, 면역력을 키우고 피로 해소에도 일조하는 지방산이다. 궤양성 대장염, 설사나 변비의 해소에도 좋다. 그래서 체질의학에서는 감자가 소음인의 위장장애에 탁월한 효능을 갖고 있다고 한다.

탄수화물이 풍부한 감자를 과식하면 자칫 혈당이 증가할 수 있지만 저항성 전분이 혈당 조절 작용을 해서 혈당 문제를 상쇄시켜 준다.

다만 감자를 먹을 때 주의해야 할 점은 인슐린 저항증이다. 비만, 고지혈증, 혈당 조절 문제 등을 야기할 수 있기 때문이다. 이와 함께 감자에 들어있는 글리코알칼로이드라는 독성물질은 알레르기뿐만 아니라 두통, 소화장애와 설사를 유발할 수 있다. 이것은 감자가 자연 포식자들로부터 스스로를 보호하기 위해 만들어내는 물질인데, 햇볕을 오래 쬐거나 저장 기간이 지나치게 길 경우에 독성이 증가하면서 인체에 해를 끼칠 수 있다.

이 독성물질로 인해 경우에 따라서는 심장박동수가 빨라지거나 혈압이 내려가고 고열과 함께 죽음에 이르기도 한다. 글리코알칼로이드 중에서 솔라닌(solanine) 성분을 과다하게 섭취할 때 동물실험에서는 뇌, 폐, 유방과 갑상선에 암이 나타났다.

감자에는 솔라닌이 아주 미량으로 들어 있다. 따라서 체중 70kg인 성인이 하루에 감자 2kg 이상을 먹으면 문제가 될 수 있다. 특히 감자 껍질과 싹에 솔라닌 성분이 많은데, 이를 섭취하면 입안이 아리고 쓰며 화끈거리는 느낌을 받는다.

가짓과 음식인 감자와 함께 가지와 토마토에도 솔라닌 성분이 있으며, 이 성분은 뇌 속에서 부교감신경 전달물질인 콜린을 억제하는 작용을 해서 기억재생 능력을 떨어뜨린다.

또한 솔라닌은 소화를 억제하고 근육을 약화시키는 작용도 한다. 상한 감자를 다량으로 먹을 경우에 솔라닌이 체내에 유입될 수 있으니 주의해야 한다.

아크릴아미드(acrylamide)도 주목해야 할 성분이다. 아크릴아미드는 감자처럼 탄수화물이 풍부한 음식을 굽거나 튀길 때 만들어지는 독성물질이다. 주로 튀긴 감자에서 많이 나온다. 기름에 오랫동안 튀긴 감자는 아크릴아미드로 인해 몸에 염증을 유발하거나 뇌신경 기능 저하, 암 발생 촉진 등의 부작용을 낳을 수 있다. 따라서 기름에 오래 튀긴 감자는 조심해야 한다.

20 고구마

미네랄 풍부, 고혈압에 효과…
저혈당 땐 '최상의 응급약'

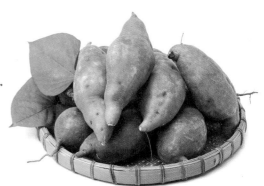

감자와 함께 겨울철 구황작물인 고구마는 맛은 달지만 감자에 비해서 당지수가 낮기 때문에 생각보다 혈당을 급격히 올리지는 않는다. 겨울철에 고구마를 구워서 먹으면 열에 의한 자극으로 녹말이 당분으로 쉽게 바뀌면서 더욱 맛이 구수하고 단맛이 나긴 하지만, 오히려 필자는 군고구마보다는 생으로 냉장보관해서 즐기라고 권한다. 지나친 탄수화물 중독증을 적당히 조절하기 위해서다. 100g당 6.5g의 당분이 들어 있기 때문에 당뇨나 인슐린 저항증이 있는 경우에는 주의해야 한다.

고구마는 전분 같은 영양 성분 외에도 비타민, 미네랄, 식이섬유, 베타카로틴, 안토시아닌 같은 기능성 성분이 풍부하면서도 열량은 낮아서 다이어트 식품으로도 활용 가치가 높다.

고구마 속에 풍부한 페놀 화합물은 다음과 같다: 갈릭산(gallic acid), 클로로겐산(cholorogenic acid), 젠티식산(gentisic acid), 카페인산

(caffeic acid).

방향환을 가진 식물계에 풍부한 페놀 화합물은 생체를 보호해주는 작용이 풍부해서 항염 작용뿐만 아니라 곰팡이 균을 죽이고 활성산소를 억제해주는 작용을 하기 때문에 시력을 보호하고 노화를 예방한다.

고구마의 괴근은 70%가 전분으로 이루어져서 탄수화물이 많다. 에너지 공급에 도움을 주면서 제과 및 제빵과 당면, 국수 등의 가공 제조에 많이 이용된다. 그런데 고구마의 지상부 줄기 등에는 전분이 적고 비타민과 미네랄이 훨씬 풍부하다. 따라서 전분이 풍부한 고구마의 괴근과 함께 줄기도 따로 식용으로 먹는 것이 바람직하다.

고구마 속의 유기산을 보면 malic acid, tartaric acid, succinic acid, acetic acid 등이 있어서 세포 내 에너지 대사에 도움을 준다. 반면에 oxalic acid는 과하게 먹으면 장내에서 칼슘을 비롯한 미네랄의 흡수를 방해하므로 주의해야 한다.

고구마에는 자당, 포도당과 과당이 풍부하게 함유되어 있어서 해당 작용을 통한 에너지 만들기에 도움을 주기는 하지만 고구마를 너무 많이 먹으면 혈당이 상승하고 인슐린 저항증이 올 수 있으므로 주의를 요한다.

고구마 속에는 또한 무기질이 풍부하다. 칼륨이 압도적으로 많고 칼슘, 나트륨, 철분, 인, 마그네슘이 골고루 들어 있어 몸속에 미네랄이 부족할 때 고구마는 안성맞춤인 셈이다. 과민성 대장 또는 장누수 증후군이 있거나 급체해서 속이 쓰리고 설사를 심하게 할 때 일시적으로 미네랄 결핍이 올 수 있는데, 이때 고구마가 도움이 된다.

스트레스가 많아서 숨이 가쁘고 과호흡 증후군이 오면서 오랜 시간 척추가 구부정하고 일자목인 상태로 있었을 때 역시 신장에서 미네랄을 제대로 함유하지 못한다. 이때 미네랄을 투여하면 호흡이 편해지고 마음이 진정되면서 머리가 맑아지며 어지럼증이나 불안증이 해소되는 경우가 있다. 특히 공황장애, 이산화탄소 부족증, 자율신경 실조증 또는 저혈당이 왔을 때 바로 고구마를 먹으면 최상의 응급 영양 처방이 될 것이다.

고구마 속의 단백질 구성을 보면 괴근보다는 줄기나 잎에 단백질이 더욱 풍부하게 존재하는데, 글루탐산, 아스파르트산, 루신과 라이신이 비교적 많다. 쌀이나 밀가루 등 곡류를 주로 먹는 식단에서 부족한 아미노산인 라이신이 고구마 줄기에 풍부한 것이다. 그 외에도 황이 들어 있는 시스틴은 간 해독과 항산화 작용이 풍부하기 때문에 고구마를 통해서 간 해독을 도울 수도 있다.

고구마 속에는 비타민 C, E와 베타카로틴이 들어 있어서 성장기 어린이들의 면역력 부족을 돕고 눈을 밝게 하며 활성산소를 억제하는 항산화 작용이 강하다. 군고구마에는 100g당 22㎎ 내외의 베타카로틴이 함유되어 있고 몸속에서 비타민 A로 변한다. 비타민 A는 기관지 점막을 보호하면서 장 점막을 튼튼히 하기 때문에 감기몸살이 있거나 속이 더부룩하고 가스가 많이 차는 분들에게 도움을 준다. 비타민 A가 하는 일은 특징적으로 장 점막 표면의 세포막들을 보호해주는 역할이기 때문에 장을 튼튼히 하고 손상된 장벽을 수리해주어 설사를 해도 바로 회복시켜 준다. 비타민 C 역시 100g당 25g정도가 있어서 비타민 A와 함께 감기몸살의 예방에 아주 좋다.

고구마는 설사에도 효과적이지만 변비, 비만이나 고지혈증에 도움을 주는 불용성, 수용성 식이 섬유소가 풍부하다. 풍부한 칼륨은 나트륨 과다로 인한 고혈압이나 귀 속 메니에르병에도 도움이 된다.

고구마 중에서도 강화도에서 유명한 자색고구마는 신경세포를 보호하고 아울러 신경 세포막의 손상도 예방해주기 때문에 특히 베타-아밀로이드 단백질의 변성에 의한 치매를 예방하는 데에도 효과적이라는 연구 결과가 나와 있다.

고구마는 생으로 먹거나 가볍게 쪄서 먹는 게 좋다. 껍질을 벗기면 쉽게 산화해서 산패되기 쉬우므로 최대한 껍질은 살리고 먹으면 좋다. 고구마 속의 베타카로틴은 비타민 A로 바뀌면서 지용성이 되므로 아보카도, 버터, 호주산 소고기 등과 함께 어울리면 훨씬 더 흡수가 빠르고 영양가가 높을 것이다.

21 오디

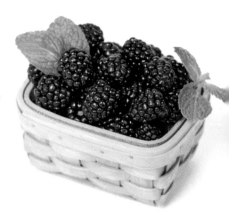

심신 안정시키는 뇌신경 물질 포함…
골다공증·당뇨에도 효과

『동의보감』에 오디에는 뽕나무의 정령이 모여 있어 당뇨병을 치료하고 오장을 도우며 장기간 먹으면 배고픔을 잊게 해준다는 표현이 있다.

일반적으로 현대 한방에서는 오디를 상심자라고 부른다. 상심하여 스트레스를 받고 과로, 불면증, 면역력 저하 및 체내 독소의 만성 누적으로 음이 허하고 양이 너무 흥분해 오는 현기증, 이명, 심계불면, 식은땀, 입 마름에 오디를 많이 처방한다. 특히 사상의학에서는 태음인에게 꼭 필요한 보혈(補血)제다.

오디의 효능은 과학적으로도 입증돼 있다. 2017년 1월 〈응용약학과학저널(Journal of Applied Pharmaceutical Science)〉에 실린 오디와 뽕잎에 관한 문헌 고찰 연구는 오디가 명확한 뇌신경 보호 작용을 한다고 밝혔다. 이 연구에 의하면 오디가 탁월한 항산화 성분을 통해서 뇌세포, 특히 해마나 기저핵 등이 파괴되면서 오는 기억력 저하와 파킨슨병, 베타-아밀로이드 단백질의 변성으로 오는 알츠하이머, 가바(GABA) 경로의 파괴로 인한 경련과 이상운동증을 감소시키는 데 도움을 준다고 한다.

오디에 관한 연구는 식품영양학에서도 꾸준히 이뤄지고 있다. 오디 속의 안토시아닌(anthocyanin) 색소가 활성산소로 인한 염증성 질환의 치료에 도움을 준다고 한다.

오디 속의 안토시아닌 함량은 포도나 사과에 비해 압도적으로 높다. 또한 영양 성분 중에 특히 칼슘, 칼륨, 비타민 B1과 C의 함량은 사과, 배, 포도나 감귤에 비해서 오디가 적게는 2배에서 많게는 50배 이상 높다.

김선여 가천대 교수 등은 다양한 오디 연구에서 뇌신경 질환과 관련해 혈압 상승을 낮추고 식욕과 포만감을 조절해서 체중을 감소시키면서 심신을 편안하게 해주는 뇌신경 물질인 오디 속 가바에 주목하고 있다.

2007년 〈한국식품영양학회지〉에 실린 오디에 관한 연구는 오디를 생리활성 효과가 우수한 형태의 오디 분말차로 제조해 류마티스 소인이 있는 중년 여성 30명에게 4주간 급여한 후에 체성분 변화와 혈액학적 변화를 비교해봤다. 그 결과 혈중 염증 수치(CRP: C-Reactive Protein)가 확연히 낮아졌고 그 외에도 요산, 류마티스 인자나 호모시스테인 수치가 호전되는 양상을 보였다.

또 다른 연구에 의하면 난소를 절제해서 에스트로겐 호르몬을 상실한 동물에게 오디 추출물을 투여했더니 폐경기 및 갱년기 증후군 여성들이 겪는 골다공증에 도움을 줄 수 있는 효능이 검증됐다고 한다. 오디 속의 파이토에스트로겐, 칼슘, 다양한 비타민과 항산화 성분의 숨은 공로로 보인다.

뽕잎만큼 풍부하지는 않지만 오디 속에는 플라보노이드계의 루틴(rutin) 성분이 들어 있다. 이 성분은 모세혈관 강화 및 수축 작용을 해서 혈관이 약해서 오는 출혈성 질환의 예방에 도움을 준다. 루틴이 풍부한 메밀과 함께 오디를 먹으면 상승 효과가 더욱 날 것이다.

그 외에도 오디 속에는 또한 베타-시토스테롤(β-sitosterol), 캠페스테롤(campesterol) 등 식물성 스테롤이 다량으로 존재해 혈중 콜레스테롤과 중성지방을 낮추고 좋은 콜레스테롤(HDL)을 높여준다. 오디에 함유된 주된 지방산은 리놀렌산과 올레산인데, 이들은 불포화지방산이다.

오디는 혈당 강하 효과가 탁월해 당뇨에도 좋다. 뽕잎 및 누에가루 또는 오디의 혼합물을 급여한 당뇨 쥐에서 혈당 강하를 비롯한 항산화 작용 및 당뇨 합병증의 뚜렷한 개선 효과가 밝혀진 사례들이 있다.

오디 속의 강력한 폴리페놀 성분들은 간에서 해독 작용을 하고 심혈관과 관련한 고지혈증의 개선과 혈당 조절에 일조한다. 갱년기 여성호르몬 장애로 인한 만성 피로, 골감소증, 자율신경 실조증에도 역시 상당 부분 기여한다.

22 솔잎

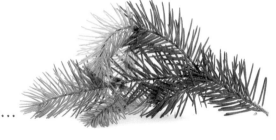

떡과 함께 찌면 부패 예방…
요리에 곁들이면 체중 조절·항산화 효과

추석 연휴에 고향을 찾아 솔잎을 넣고 찐 송편을 맛본 사람들이 많을 것
이다. 송편을 찔 때 솔잎을 넣는 이유가 단지 빛깔과 향을 좋게 하기 위해
서일까?

우리 조상들은 솔잎의 부패 방지 효능을 적극 활용했던 것으로 보인다.
음식은 산화 작용을 통해 부패하는데, 솔잎의 어떤 성분들이 산화를 방지
해준다는 사실, 즉 항산화 효능을 지닌다는 사실을 경험적으로 알고 있었
던 셈이다. 한방에서도 솔잎을 괴혈병, 어린이 영양실조, 피부질환 등에
이용했고 솔잎차를 신경통, 관절염, 동맥경화 등에 적극적으로 처방했다
는 기록이 전해진다.

솔잎의 그 같은 효능이 여러 연구에서 속속 확인되고 있다. 솔잎에
는 알파-오이넨(alpha-oinene), 베타-파이넨(beta-pinene), 캄펜
(camphene), 플라보노이드, 피니톨(pinitol), 클로로필, 비타민 A, C, 단

백질, 지방, 철분을 포함한 미네랄 등이 풍부해 고지혈증을 내려주고 비만에 도움을 주며 항산화와 항염 작용이 뛰어난 것으로 알려져 있다.

최근 연구 결과에 따르면 솔잎에 있는 루틴 등의 성분이 혈관 내의 지방, 콜레스테롤, 혈전 등의 침전물을 녹여내고 모세혈관을 확장해 혈액순환을 돕는 것으로 나타났다.

특히 솔잎이 송편의 부패를 방지하는 작용과 관련해 전문가들은 솔잎 속의 피크노제놀(pycnogenol) 성분을 꼽는다. 외국의 한 연구에 의하면 폴리페놀의 일종인 피크노제놀은 비타민 C의 50배가 넘는 강력한 항산화 효과를 지닌다고 한다. 그런데 이 성분은 음식의 부패를 예방하는 것은 물론 각종 피부질환으로부터 피부를 보호하고 면역력을 강화해준다.

이뿐만이 아니다. 솔잎에 있는 테르펜(terpene) 성분은 강력한 살균과 방부 능력을 지니고 신진대사를 촉진하며 체내의 독성물질과 노폐물을 배출시켜 준다. 테르펜은 항균, 항염, 항암, 항바이러스 등 면역 효능도 지닌다.

솔잎이 체내 항산화 효소로 구리와 아연이 함유된 SOD(Superoxide Dismutase)를 활성화하여 항암 작용을 한다는 연구 결과도 있다. 2014년 국내에서 멥쌀을 주재료로 한 설기떡에 솔잎을 넣어 지질 대사 개선과 항산화 효과를 통한 항비만 효능을 검증하는 실험을 한 적이 있다. 4주간 식이 제공을 통해 고지방 비만을 유도한 실험군에 솔잎 설기떡을 다시 9주간 공급한 결과, 체중을 감소시키고 DNA 손상을 억제해주는 항유전독성을 증진시켜 산화 스트레스에 대해 방어 효과를 보였다. 우리가 먹는 음식에 솔잎을 적절히 섞어 식단을 짠다면 체중 조절과 항암·항산화 효과를 누리면서 건강한 식생활을 할 수 있다는 점을 보여주는 실험이었다.

충남대, 강원대 등의 시험관 내 실험과 동물실험 연구에서도 솔잎의 항암 작용이 확인됐는데, 특히 폐암, 유방암, 위암, 자궁암, 간암 등에 높은 암세포 성장 억제 능력을 보였다고 한다.

솔잎은 치매도 예방한다. 솔잎에는 집중력을 높이고 기억력을 향상시키는 성분이 풍부하게 들어 있다. 뇌 속의 대표적인 신경전달물질은 도파민, 세로토닌, 가바, 아세틸콜린 등 4가지다. 이 중 아세틸콜린은 아세테이트와 콜린의 합성으로 생성되는 뇌 안의 아미노산으로서 기억을 저장하는 해마, 측두엽과 전두엽에 직접적으로 관여한다.

2015년 〈과학리뷰저널(Scientific Reports)〉에 실린 솔잎의 기억력 관련 논문은 솔잎에 아세틸콜린의 분해를 억제하는 능력이 있어 아세틸콜린이 부족해서 오는 기억력 저하를 예방하는 데 도움을 준다고 결론을 내렸다.

23 뽕잎

혈당 낮추고 중성지방도 감소시켜…
비**만**·당뇨·고혈압에 탁월한 효과

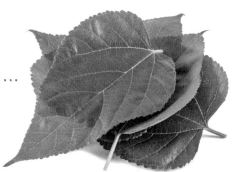

오랫동안 누에의 먹이로 이용되어온 뽕잎은 소갈병, 즉 당뇨병을 예방하고 치료하는 효능으로도 유명하다.

체중이 나가는 비만인일수록 탄수화물에 대한 췌장의 인슐린 작용이 둔감해서 혈당이 쉽게 오르고 누적되면 당뇨병에 걸린다. 그런데 비만과 혈당 두 가지를 동시에 해결해주는 허브가 바로 뽕잎이다. 뽕잎 속에는 감마아미노부티르산(GABA)이라는 신경 안정, 혈압 상승 억제와 체중 조절에 작용하는 아미노산이 풍부해서 만성 스트레스로 인한 불안증, 불면증과 우울증을 앓고 있는 사람에게 아주 좋다. 다양한 플라보노이드 성분을 갖고 있는 뽕잎은 항염증, 항혈전과 항산화 작용도 두루 갖추다 보니 만성 피로, 두통, 잦은 감기, 면역력 저하와 혈액순환 장애에 효과적이기도 하다.

그러면 차근차근 뽕잎이 어떻게 당뇨 환자의 혈당을 낮춰주는지 살펴보자.

뽕잎은 포도당과 과당이 결합된 이당류 수크로오스(sucrose, 일반 명으로는 설탕)를 분해하는 장 속 수크라아제(sucrase) 효소의 기능을 억제해서 당분이 체내로 흡수되지 못하게 하는 결정적인 역할을 한다. 게다가 뽕잎은 패고민(fagomine)이란 성분의 작용으로 췌장 내 인슐린 분비를 촉진시켜 혈당 조절을 더욱 잘하게 해주면서 동시에 지질이 산화되면서 생기는 독성 활성물질을 제거해주는 항산화 기능도 한다. 뽕잎의 항산화 효능은 돼지기름 등 동물성 기름에 뽕잎을 뿌려놓으면 기름만 놓아두었을 때보다 냄새가 나기 시작하는 시간이 지연된다는 사실에서도 확인된다.

공복혈당 외에도 당뇨 검사를 할 때 중요시여기는 당화혈색소(HbA1c)는 90일간의 장기적인 혈당 상태를 보여주는 지표인데, 뽕잎은 공복혈당을 낮추는 외에 당화혈색소도 건강하게 만들어준다는 연구 결과도 있다.

한 임상연구에 의하면 12주간 하루 세 번 식사 전에 280㎎의 뽕잎을 먹었더니 총콜레스테롤은 4.9%, 중성지방은 14.1%, 저밀도 지단백(LDL) 콜레스테롤은 5.6% 내려갔고 몸에 좋은 고밀도 지단백(HDL) 콜레스테롤은 19.7%나 급상승했다.

결국 뽕잎은 대사증후군인 고혈압, 비만, 당뇨와 고지혈증에 두루 효과가 탁월하다는 결론이 난 셈이다.

지방세포에서 나오는 렙틴(leptin)이란 호르몬은 식욕을 줄여주고 체지방을 감소시켜 주는 작용을 한다. 배가 부르면 렙틴은 뇌하수체에 작용해서 포만감을 느끼게 해주고 식욕을 억제해주는 좋은 호르몬이다. 그러나 인슐린이 혈당을 위해서 필요하지만 너무 많이 나오면 인슐린 저항증이 생기듯 렙틴도 너무 많아지면 렙틴 저항증이 생기면서 오히려 체중이 더 늘어난다. 뽕잎은 바로 이러한 렙틴 저항증에 유용하다.

뽕잎의 루틴(rutin)도 성인병의 예방에 좋은 성분이다. 비타민 P로도 알려진 루틴은 인체 내 모세혈관을 튼튼하게 해주고 혈압을 낮춰주며 몸의 신진대사를 돕는다.

한편 최근에는 뽕잎이 폐나 기관지에 좋다는 연구 결과도 잇따라 나와 학계의 주목을 받고 있다. 뽕잎에서 폐렴 등의 기관지 질환에 보다 직접적으로 작용하는 것은 균을 죽이는 움벨리페론(umbelliferone), 염증을 억제하는 모루신(morusin) 등의 성분이다. 움벨리페론의 경우에 동물실험에서 폐 염증의 감소에 유의미한 효과를 보인다는 사실이 밝혀졌다.

24 딸기

만성 피로·충치 예방과 항산화까지…
베리 베리 굿

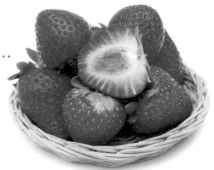

과거 독일 바바리안 농부들은 딸기를 소뿔 위에 걸어놓고서 제사를 지냈다고 한다. 딸기를 봄철에 소뿔에 걸어놓으면 건강하고 풍성한 소들과 우유를 신께서 하사하신다고 믿었기 때문이다.

딸기는 저칼로리 및 저지방 과일로 천연 생체활성 화합물질인 파이토케미컬을 풍부하게 함유하고 있는 컬러 푸드다. 영어로는 스트로베리로 적는데 블루베리, 멀베리, 블랙베리, 라즈베리, 아사이베리, 빌베리 등 모든 '베리'류 과일과 마찬가지로 딸기에도 안토시아닌이 많이 들어 있다. 통풍이나 관절염 환자에게 최근 딸기가 추천되고 있는 이유도 안토시아닌 때문이다. 딸기의 안토시아닌은 아스피린보다 10배 높은 소염 효과를 보이고 통증도 완화해준다고 한다.

그리고 감기와 만성 피로를 예방해주는 비타민 C도 딸기의 주요 성분 중하나다. 비타민 C는 피부에도 좋다. 피부가 촉촉하면서 탄력을 띠려면 필요한 것이 콜라겐이다. 그런데 콜라겐 합성에 없어서는 안 되는 것이 비타민 C다. 비타민 C가 각종 감염성 질환을 예방한다는 것도 콜라겐과 밀접한 연관이 있다. 콜라겐은 세포 사이에 벽을 형성해 감염된 세균이 물리적으로 전염되는 것을 막는다.

이 외에도 비타민 B가 풍부해서 세포 내 미토콘드리아의 에너지 대사에 관여하기 때문에 스태미나가 필요한 분들은 딸기를 먹어야 한다. 딸기의 망간, 구리, 철분, 칼륨 성분은 적혈구의 생산을 도와 빈혈을 예방해준다.

그런데 딸기의 핵심 영양소 가운데 일반에 잘 알려지지 않은 성분이 하나 있다. 바로 피세틴(fisetin)이란 항산화 물질이다. 수년 전 딸기 속 피세틴의 효능을 알아보기 위해 알츠하이머, 치매 쥐를 대상으로 실험한 논문이 발표돼 학계에서 큰 주목을 받았었다.

논문에는 딸기의 피세틴 성분이 알츠하이머의 속성인 파괴적 염증성 진행 과정을 강력히 억제해 치매 증상이 놀랍도록 호전됐다는 내용이 담겨 있었다. 또한 딸기 속 피세틴을 당뇨병과 유사한 질환을 앓는 쥐에게 투여한 결과 치료받지 않았을 때 보였던 급성 신장비후가 개선됐고 신장질환의 증후인 소변·내 단백질이 감소한 것으로 나타났다. 피세틴 연구팀은 노화의 핵심 원인이 되는 당단백질이 피세틴 치료를 받은 쥐에게 크게 감소한 결과도 확인할 수 있었다.

혈당 조절 실패와 스트레스가 누적될 때 뇌 속 활성산소의 증가가 뇌 속 염증 질환으로 연결되고 이것을 알츠하이머의 원인으로 보는 경향이 많은 요즘에 딸기 속 피세틴은 분명 혈당 조절과 염증 억제를 통해 기억력 개선과 치매 예방에 도움이 될 것이다.

피세틴은 유방 세포를 정상으로 유지하면서 유방암 세포만을 표적 살해하는 항암 작용을 하기도 한다. 대장암이나 전립선암 세포를 억제하는 작용도 갖고 있다. 피세틴은 오렌지, 오이 등에도 있지만 딸기에 특히 많이 들어 있다.

한편 딸기를 먹고 나면 이가 희어지고 입안이 상쾌해지는 느낌을 받을 수 있다. 이 같은 현상이 나타나는 것은 딸기에 풍부한 자일리톨 성분 때문이다. 충치 예방 추잉껌에도 많이 들어가는 자일리톨은 인공 감미료의 일종으로 단맛이 나지만 설탕과 달리 충치를 유발하는 것이 아니라 예방한다.

그러나 딸기가 모든 사람에게 다 좋은 것만은 아니다. 딸기의 당지수는 30~40으로 과일 중 비교적 덜 달고 혈중 인슐린의 순간 증가 속도를 높이지 않는 장점이 있지만, 그래도 많은 양을 장기간 먹는다면 과당(fructose)의 약점인 간에 대한 부담을 높이고 요산 증가와 함께 염증을 유발할 수도 있다. 이와 함께 딸기 속 단백질 부분은 아토피나 알레르기 체질인 아이들이나 성인에게 주의를 요한다. 알레르기 비염이나 천식, 피부질환이 있는 분들은 딸기를 먹었을 때 두통이나 입 주변 가려움증, 콧물과 재채기가 심해지지 않았는지 확인하고, 그렇다면 딸기를 최소한으로 먹는 것이 좋다.

25 블루베리

활성산소 중화 작용…
완벽한 파일

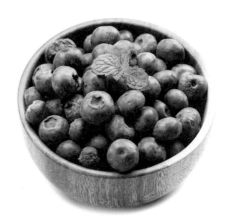

블루베리 속에 가장 많이 들어 있는 영양소는 비타민 K, C와 망간이다. 그 외에 비타민 E, 티아민, 리보플라빈, 비타민 B6, 구리 등이 골고루 들어 있다.

블루베리의 가장 큰 특징은 뭐니 뭐니 해도 안토시아닌 성분으로서 활성 산소를 중화하는 작용을 한다. 그 외의 성분들은 다음과 같다.

- Hydroxycinnamic acids(caffeic, ferulic, coumaric acids)
- Hydroxybenzoic acids(gallic, procatechuic acids)
- Flavonols(kaempferol, quercetin, myricetin)
- Pterostilbene
- Resveratrol

이 모든 항산화 성분들은 염증을 제거하고 해독 작용을 하며, 특히 눈 속의 망막세포를 보호하는 작용이 강하다. 항암 작용 또한 강력해서 유방암, 대장암, 식도암 등에 효능이 있다. 아울러 고밀도 지단백을 높이고 저밀도 지단백을 낮춰서 심혈관을 보호한다. 혈당 조절과 혈압 강하 작용도 한다. 이 외에 황반변성과 요로 감염을 예방하는 작용을 하는데, 나이가 들면서 노화로 인해서 쉽게 감염이 오고 황반이 약해지는 증상들이다.

블루베리는 비타민 A, C, 아연, 칼륨, 철분, 칼슘, 마그네슘 외에도 다양한 식이섬유가 들어 있고 열량이 낮으면서 당도가 높지 않아서 어느 하나 부족함이 없는 완벽한 과일이다.

식품의 활성산소 흡수 능력(Oxygen Radical Absorbance Capacity)인 오락(ORAC) 지수에서 블루베리는 100g당 2,400 ORAC을 보여준다. 미국 농무부는 일일 권장 항산화 수치를 3,000~5,000 ORAC으로 정하고 있으니, 블루베리를 200g만 섭취하면 하루 ORAC 권장량을 모두 먹는 셈이다.

블루베리는 요로 감염의 예방, 항암, 노화로 인한 뇌 퇴행성 질환의 예방에 도움을 주는 효과 외에 당뇨, 비만, 심혈관 장애 등 대사증후군의 예방에도 효과적이라는 연구가 있다. 안토시아닌 외에도 테로스틸벤(pterostilbene)과 레스베라트롤 성분이 고지혈증을 내려주는 작용을 하기 때문이다.

대사증후군의 핵심 원인은 인슐린 저항증이다. 블루베리는 인슐린 저항증을 조절해주는 탁월한 효능을 갖고 있어 중성지방과 총콜레스테롤을 낮춰주면서 혈당을 조절하고 비만을 줄여준다. 진정으로 인슐린 저항증과 대사증후군을 줄이고 비만, 고지혈증과 심혈관 질환으로부터 자유로우려면 당분과 곡류를 멀리하고 가볍게 조깅과 산책 같은 운동을 하되, 하루에 10~20분은 빠르게 뛰거나 헬스장에서 웨이트 운동을 강하게 하는 것이 효과적이다.

　블루베리의 강력한 항산화 작용은 뇌에도 영향을 미쳐 신경 퇴행화 과정을 막아주기 때문에 치매나 파킨슨병의 예방에도 효과적이다. 보고서에 의하면 파킨슨병의 예방에 효과적인 도파민 세포 보호 작용을 보이고 아울러 미세아교세포의 과잉 흥분으로 인해 염증성 물질이 과다해져 야기되는 치매의 예방에도 도움을 준다고 한다.

　뇌는 주로 포도당을 에너지원으로 쓰지만 최근에는 지방을 뇌에서 활용케 하면 뇌가 더욱 오랫동안 활력을 갖고 신경 재생과 신경세포 보호가 강화된다는 연구 결과들이 발표되고 있다. 결국 중간사슬 지방산을 통한 케톤체의 생성이 목적인데, 탄수화물을 줄이고 코코넛 오일, 아보카도나 호주산 소고기 같은 지방식을 위주로 하는 식사가 뇌를 위해서는 더욱 바람직한 식단이라는 것이다.

　블루베리와 케톤식 식이요법은 인슐린 저항증을 줄여주고 뇌세포를 활성화하면서 기억력을 향상시키며 교통사고 같은 두부 외상으로 인한 후유증으로부터 빠르게 회복시켜 준다. 필자는 뇌신경 보호를 위해서 블루베리와 케톤식 식이요법 외에도 다음과 같은 식품을 권장한다: 아보카도, 브로콜리, 셀러리, 호두, 강황, 엑스트라버진 올리브유, 코코넛, 계란, 비트.

26 키위

세로토닌 풍부…

심장 보호, 숙면·소화에도 도움

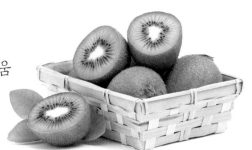

키위 속 세로토닌은 기억력과 집중력에 도움을 주면서 심혈관 기능을 안정시켜 주는 작용을 하는 신경전달물질이다. 세로토닌이 부족하면 우울증과 집중력 저하가 오고 식욕이 늘면서 비만이 되기 쉽다. 일과를 마치고 집에 돌아와 저녁을 먹고 휴식을 취하다가 잠자는 동안에 하루의 피로와 스트레스가 리셋 되는데, 세로토닌이 바로 그런 일을 한다.

깊은 숙면에 빠져들게 하는 것 또한 세로토닌의 역할이다. 세로토닌이 증가하면서 멜라토닌도 같이 상승해 깊은 잠에 들게 하고 다음날 아침에 상쾌한 기분을 맛보게 해준다.

밤새 꿈을 많이 꾸고 다음날 아침에 일어나도 잠이 부족한 것처럼 느껴지면서 기운이 떨어지는 이유는 세로토닌이 제대로 작동하지 못했기 때문이다. 키위가 바로 이러한 세로토닌의 기능을 도와준다.

대만의과대학의 연구에 의하면 매일 키위를 2개씩 먹으면 수면의 양뿐만 아니라 질도 호전된다고 한다. 20~55세 남녀 24명을 대상으로 4주간 매일 잠자기 1시간 전에 키위 2개를 먹게 했더니 잠들기 시작하는 시간이 35% 단축되면서 수면을 충분히 취했고 개운한 기분으로 아침에 깰 수 있었다.

키위 속의 세로토닌 성분이 분명 그 같은 작용을 했겠지만, 이 외에도 키위 속의 비타민 C, E, 엽산, 안토시아닌, 플라보노이드 성분들 역시 숙면을 돕는 영양소임에 틀림없다.

그러면 키위를 매일 2개씩 먹을 경우에 8주 후 심혈관 관련 콜레스테롤 지표들은 어떻게 변할까? 고밀도 지단백(HDL)이 확연히 상승했으며, 이 같은 결과를 통해 심혈관을 보호하고 심혈관 질환을 예방해주는 성분이 키위 속에 풍부하다는 사실이 입증됐다.

키위는 단백질이 많은 고기류, 생선이나 달걀의 소화흡수에도 도움을 준다. 우리가 단백질을 섭취하면 입안의 타액 속 효소와 함께 저작 근육이 일차적으로 작동한다. 이어 가장 중요한 두 번째 단계인 위산 작용으로 넘어간다. 그런데 이 단계에서 문제가 발생하는 일이 잦다. 위에 산이 충분하지 않으면 단백질이 분해되지 않으면서 속 쓰림과 구역감 같은 역류성 식도염과 소화장애를 유발하게 된다.

또한 단백질이 분해되지 않을 경우에 알레르기를 일으켜 피부 가려움증, 콧물, 재채기 등 다양한 증상을 초래한다. 심지어 관절통, 전신 부종, 만성 피로나 눈 밑 다크 서클 같은 증상도 나타난다. 위산의 충분한 단백질 분해 흡수가 절대적으로 필요한 것도 그 때문이다. 그런데 키위 속의 단백질 분해 효소 성분인 액티니딘(actinidine)은 이러한 위장관의 소화흡수를 도와주는 시너지 작용을 한다.

나이가 들면서 치아가 좋지 않고 저작 근육 또한 약해지면서 고기나 생선을 먹어도 흡수가 잘 안 되고 단백질이 부족해지기 쉽다. 특히 노년층에 절대적으로 필요한 비타민 B12가 결핍될 가능성이 높다. 왜냐하면 나이가 들고 스트레스가 누적되면 위산 자체가 잘 나오지 않고 평소 속 쓰림 등으로 먹는 제산제가 나이가 들면서 풍부하게 있어야 할 위산을 더욱 억제하기 때문이다. 이에 따른 위산 부족은 단백질 흡수 장애와 B12 흡수 문제를 초래한다.

이때 키위 속의 소화 효소 성분을 음식과 함께 먹으면 그 같은 결핍 현상을 예방할 수 있다. 잠도 잘 오게 해주고 심장도 보호하면서 소화까지 도와주는 키위는 나이가 들수록 필요한 효자와 같은 과일이다. 단백질과 B12가 부족해지면 근육이 약해지고 뇌 신경전달물질이 잘 작용하지 못하면서 우울증, 불안장애, 파킨슨병이나 치매 같은 신경 퇴행성 질환이 나타날 수 있으며 팔다리 저림, 악성 빈혈 등으로 고통 받을 수도 있다.

27 코코넛

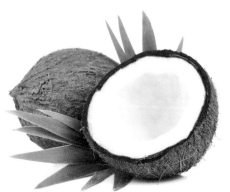

뇌 건강 돕는 슈퍼푸드…
면역력 높이고 심혈관 질환도 예방

요즘 건강식으로 급격히 부상하고 있는 식품이 바로 코코넛이다. 실제로 지방이 가득한 코코넛을 먹다 보면 마음과 뇌가 편안해지고 맑아짐을 느낄 수 있다. 뇌를 돕는 음식이 많지만 그 중에 세 가지를 꼽으라면 코코넛, 아보카도와 호주산 소고기다.

코코넛 속에 풍부한 중간사슬 지방산은 긴사슬 지방산에 비해서 훨씬 다양한 효능과 함께 높은 영양가를 지닌다. 혈관을 막고 관상동맥을 좁히며 심장병을 유발하고 중풍의 원인이 될 수 있는 긴사슬 지방산에 비해서 중간사슬 지방산이 대부분인 코코넛은 오히려 뇌세포를 보호하고 치매와 간질의 예방에 탁월한 효능을 발휘한다. 심혈관 질환을 예방하고 심혈관을 보호하는 효능도 강력하다.

중간사슬 지방산에는 6~10개 또는 12개 정도의 탄소가 들어 있다. 6개 탄소가 들어 있는 것을 카프로익산(caproic acid)이라 부르고, 8개 탄소가 있는 것은 카프릴릭산(caprylic acid), 10개 탄소가 있는 것은 카프릭산(capric acid)이라고 각각 부른다. 그리고 라우릭산(lauric acid)은 12개의 탄소를 함유하고 있다.

코코넛 속의 중간사슬 지방산은 육류에 많은 긴사슬 지방산에 비해서 대략 10% 정도 칼로리가 적어서 다이어트에도 도움을 준다. 더욱 중요한 것은 탄소가 적기 때문에 훨씬 빠르게 몸에 흡수돼 지방 연소를 통해 세포 속에서 에너지를 충분히 만들어낸다. 따라서 몸이 전반적으로 가벼워지고 힘이 솟는다.

좀 더 꼼꼼히 따져보자. 우리가 먹는 동물성 고기에는 긴사슬 지방산이 많아서 세포 내 미토콘드리아로 들어올 때 반드시 카르니틴이란 아미노산이 있어야 한다. 긴사슬 지방산은 카르니틴이란 셔틀버스를 통해서 미토콘드리아로 들어와야 에너지를 만들기 때문에 길고 먼 험난한 과정을 거친다.

반면에 코코넛 지방은 카르니틴 없이 바로 세포 내 미토콘드리아로 들어가기 때문에 뭐든지 빨리 쉽게 힘이 나게 해준다. 게다가 케톤체를 풍부하고도 빠르게 만든다. 당뇨병 등의 특수 질환 환자들이 아닌 경우라면 케톤체가 뇌 속에서 에너지를 만들고 뇌신경을 보호하는 작용을 한다는 연구 결과가 최근에 속속 발표되고 있다.

중간사슬 지방산 중에서 대표적인 라우릭산은 장내 곰팡이 균, 각종 세균과 바이러스를 잡아먹는 효능이 있다. 더운 여름에 위생시설이 안 좋고 평소 몸을 청결히 하지 않는 사람 중에서 열이 많고 뚱뚱한 체질의 소유자라면 곰팡이 균으로 인해 무좀, 지루성 피부염, 입안 궤양, 질염, 냉대하, 설사와 변비, 우울증 등으로 고통 받기 십상이다. 이때 코코넛 오일 속의 라우릭산이 강력하게 곰팡이 균을 제어해준다.

또한 코코넛에 의해 만들어진 케톤체가 당 대신에 뇌의 활동을 위한 연료로 대체되면서 뇌신경은 더욱 건강해진다. 과다한 탄수화물 섭취로 뇌가 당분을 지나치게 쓰면 오히려 뇌신경 퇴행성 과정이 심해지고 인슐린 저항증이 오면 정신적 불안, 우울과 공황장애에 시달리며 치매와 간질발작 또한 가능성이 높아진다.

기능의학, 영양학에서는 고지혈증의 문제 중에서 특히 고밀도 지단백(HDL) 콜레스테롤과 중성지방(Triglyceride)의 비율을 중히 여기고 HDL 수치가 중성지방보다 더 낮으면 인슐린 저항증을 의심한다. 이때 코코넛은 HDL의 비율을 높여주기 때문에 인슐린 저항증의 해악을 해결해준다.

코코넛 오일의 경우에 하루에 1티스푼 정도가 처음 시작할 때 적당하고 하루에 4티스푼까지도 좋다. 바이러스, 곰팡이, 세균 등을 제거할 목적이라면 코코넛이 최고지만, 면역력을 강화하고 뇌신경을 보호하면서 심혈관 기능을 돕기 위해서는 코코넛 오일을 더 추천한다.

28 오미자

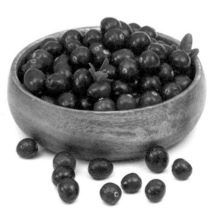

처버 노폐물 제거·해독…
뇌세포 건강 돕는 '천연 항우울제'

오미자는 달고, 시고, 맵고, 짜고, 쓴 다섯 가지 맛을 모두 다 갖고 있다고 해서 그 같은 이름이 붙여졌다. 오미자는 이처럼 맛도 오묘하지만 영양소도 고르게 함유해 스트레스를 이겨낼 수 있는 부신과 면역력을 보호해주는 작용을 한다.

특히 쉬잔드린(schizandrin), 쉬잔드롤(schizandrol), 고미신(gomisin), 쉬잔드러(schizandrer) 등이 합쳐진 리그난(lignan) 성분이 풍부해서 몸속 노폐물 제거, 항산화와 간 해독을 도우면서 뇌세포를 보호해주는 기능을 한다.

현대인은 모두 급성, 만성 스트레스와 화병으로 인해서 콩팥 위 부신의 기능이 약해져 있다. 부신은 콩팥 위에 붙어 있는 조그만 내분비선인데, 인체에 없어서는 안 될 중요한 호르몬의 생산처다.

인체가 스트레스를 받으면 부신은 혈당을 증가시켜 근육에 에너지를 보내고, 심박수를 증가시켜 혈압을 높여 인체에 연료(포도당과 산소)를 공급하며, 호흡 횟수를 늘리고 상황 판단 능력까지 증가시킨다. 육체적 과로, 정신적 스트레스와 몸에 해로운 음식은 모두 부신피질 및 수질의 스트레스 호르몬 분비를 촉진하면서 면역력은 저하시킨다.

부신의 기능이 떨어지면 어떤 증상이 나타날까? 불안하고 흥분하며, 우울감, 집중력 저하, 전신 피로, 어지럼증 등이 오면서 장기화되면 떨리고 잘 놀라며 쉽게 흥분하고 다한증, 소변빈삭, 설사, 소화불량, 두통, 요통, 악몽 등의 증상으로 이어진다. 마지막 단계로 가면 인슐린 저항증, 손상에 대한 치유력 저하, 생식력 감퇴, 비만, 고지혈증, 고혈압과 감염성 질환의 증가로 이어지기 때문에 잔병치레를 많이 하고 뇌 기능이 약해지면서 급기야 치매나 공황장애 등의 뇌질환까지 오게 된다.

영양학적으로 어떤 식품이 가장 부신을 보호해줄까? 바로 다섯 가지 맛이 골고루 들어 있는 오미자다. 스웨덴의 한 논문에 의하면 오미자는 스트레스를 이겨내도록 하고 업무나 일에 대한 능력을 향상시켜 준다고 한다. 상처 치유 또한 빠르게 해주고 원기 회복을 도우며 감기나 급체도 빨리 낫게 해주는 놀라운 효능을 갖고 있다. 오미자는 스트레스 호르몬이 과하거나 부족하거나 모두 중화해준다는 어댑토젠(adaptogen) 기능을 지니고 있다. 만성 스트레스는 여성호르몬인 난포호르몬과 황체호르몬을 결핍시키면서 이 두 가지 호르몬의 불균형도 초래하는데, 이런 경우에도 여성호르몬의 균형을 맞춰주는 것이 오미자다.

오미자의 두 번째 효능은 간 해독 능력이다. 활성산소와 염증 세포를 억제해주면서 간 해독의 종결자 성분인 글루타티온(glutathione)의 기능을 극대화해준다. 글루타티온은 아미노산 세 분자가 만나서 탄생하는 펩티드다. 글루타민, 시스테인과 글리신이 결합해 항산화의 어머니인 글루타티온을 이루게 되는데, 염증을 억제하고 활성산소를 조절하면서 노화를 늦추고 뇌 신경세포를 보호해준다. 이 때문에 우울증이나 불안장애를 예방하는 데에도 절대적인 역할을 한다. 오미자는 바로 이러한 효능으로 간 해독 허브의 대표주자다.

한 연구에 의하면 오미자는 노르아드레날린, 도파민, 가바(GABA), 글루타메이트 등의 신경전달물질들이 적절히 조화를 이루게 하기 때문에 항우울 작용도 한다. 오미자는 몸속 노폐물을 정화하고 해독하면서 몸과 마음을 이완시키고 부신 기능을 도와 면역력을 향상시키며 결국 뇌 신경세포를 건강하게 해주기 때문에 중장년에서 고령기로 접어드는 분들에게 꼭 필요한 허브다.

29 감초

해독·항균 작용···
역류성 식도염·위궤양에 효과

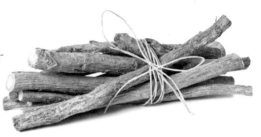

'약방의 감초'라는 말이 있다. 어떤 일이든 빠짐없이 끼어드는 사람이나 꼭 있어야 하는 물건을 비유하는 표현이다. 이런 말에서도 알 수 있듯이 감초는 한약을 지을 때 꼭 필요한 약재다. 감초에 대해 『동의보감』에는 '온갖 약의 독을 풀어주고 모든 약을 조화시키는 효과가 있다고 해 국로(國老)라 칭한다'고 기록돼 있다. 여러 약의 성질을 조정하고 조화롭게 하는 감초의 효능이 '어진 재상'의 역할과 비슷하다고 해서 '국로,' 즉 '나라의 어르신'이라는 이름까지 붙은 셈이다.

실제로 현대 한의학에서도 다양한 처방을 할 때 항상 감초를 조금씩 넣고 있다. 감초는 한약재 사이의 균형감을 잡아주고 약의 독성을 순화하는 작용을 한다.

해독 작용과 관련해서도 감초는 탁월한 효능을 발휘한다. 감초는 간 해독 '제1단계'와 '제2단계'에 두루 작용한다. 1단계에서는 다양한 해독 효소들을 활성화하고 2단계에서는 아미노산인 글루쿠론산으로 간 해독 작용을 돕는다.

감초의 효능은 이 외에도 많다. 감초는 항균 작용이 강해서 위궤양에 확실한 효과가 있다. 역류성 식도염, 오심, 구역감 등에도 도움을 준다. 감초 속의 성분인 글라브리딘(glabridin)은 위장 속 헬리코박터균의 성장을 억제하는 효능이 있기 때문에 궤양 치료에 도움을 준다. 염증을 유발하는 프로스타글란딘 E2의 합성을 억제해주기 때문이다.

프로스타글란딘 E2는 암세포를 증식시키기도 한다. 한 동물실험에서 궤양이 있는 동물에게 감초 달인 물을 한 달간 먹인 후 궤양 억제 작용이 나타났다는 연구 결과도 있다.

감초는 또한 목이 붓거나 가래가 끼는 감기몸살에도 도움을 주는데, 끈끈한 가래와 점액을 배출하기 쉽게 해주는 작용을 한다. 도라지와 감초를 함께 사용하면 이 같은 효능이 배가된다.

감초 속에 함유되어 있는 무수한 화학 성분 중에서 이소리퀴리티제닌(isoliquiritigenin)과 나린제닌(naringenin)은 T 면역조절 세포를 돕는 역할을 하기 때문에 면역 저하와 자가면역질환을 동시에 예방해주는 작용을 한다. 또한 감초 속의 트리테르페노이드(triterpenoid)는 항바이러스 기능이 강력해서 바이러스성 질환을 예방하는 데 효과적이다.

스트레스를 받으면 콩팥 위 부신 기능이 흥분했다가 저하되는데, 장기적

스트레스로 부신이 고갈된 상태에서는 오히려 감초가 부신을 돕고 에너지를 충족시켜 주는 선작용을 일으킨다.

오랜 스트레스는 뇌 안의 시상하부에서 뇌하수체로 내려오고 다시 부신으로 연결되는 통로인 시상하부–뇌하수체–부신축(HPA axis)을 무너뜨리면서 역류성 식도염, 소화장애, 장누수 증후군, 간 해독 능력 장애 등을 유발하는데, 부신 기능이 저하되면 어지럽고 피로하며 팔다리가 쑤시고 기억력이 떨어지면서 식욕이 없고 근육이 위축되기 쉽다. 이때 감초가 바로 특효를 발휘한다.

그러나 감초의 부작용 또한 조심해야 한다. 대부분은 문제가 없지만 고혈압, 당뇨 등의 대사증후군 환자들은 감초를 상복하게 되면 혈압이 더 오르거나 혈당이 높아질 수 있다. 30명의 건강한 남녀를 대상으로 매일 감초 100g을 4주간 복용케 했더니 혈압이 급상승했다는 연구도 있다.

감초를 장복하면 칼륨이 몸에서 빠져나가기도 한다. 칼륨이 부족하면 심장박동수가 불규칙해질 수 있고 근육이 뭉치며 쥐가 잘 난다. 심장병의 원인이 되기도 한다. 4주간 매일 하루 100~200g의 감초를 먹었을 때 칼륨 저하증이 나타났다는 연구 결과도 있다. 그러나 한의원에서 처방하는 감초는 1첩 당 2g에서 8g 정도로 안전하다. 필자 역시 수십 년간 감초로 인한 부작용은 경험한 적이 없다.

30 팥

만성 피로 물리치는 망간 풍성…
간 해독에도 탁월

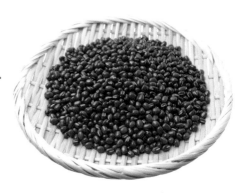

겨울철 동짓날이면 사람들은 팥죽을 끓여 먹었다. 여기에는 재미있는 유래가 있다. 밤이 가장 긴 동짓날은 어두운 음기가 많은 날로도 여겨져 귀신이 극성을 부리고 붉은색 팥이 그 귀신들을 쫓는다고 사람들은 믿었다. 그런데 팥은 체내 독소를 정화하는 해독 능력이 뛰어나기에 귀신만 쫓는 것이 아니라 몸속의 질병까지 물리쳐주는 효능을 지닌다.

신장은 콩팥이라고도 부르고 영어로는 키드니(kidney)로 쓴다. 그래서 팥은 영미권에서 레드 빈(red bean) 또는 레드 키드니 빈(red kidney bean)이라고도 부른다. 신장은 오장육부의 가장 원초적인 핵심 기관으로서 스태미나, 에너지와 건강의 기준이 되는 기관이다. 콩과 팥은 콩팥과도 비슷하게 생겼으면서 동시에 신장의 기능을 돕는 작용을 한다. 콩은 한의학에서는 대두라고 부르는 반면 팥은 소두 내지는 적소두라고 부르는데, 그 효능 또한 차이가 있다.

팥에는 엽산 성분이 가장 많이 들어 있다. 엽산은 비타민 B6 및 B12와 함께 유전자 대사를 적절히 유지시켜 주는 작용을 하면서 동시에 혈관 내에서 '악성 콜레스테롤'과도 같은 작용을 하는 아미노산인 호모시스테인을 중화하여 제거하는 작용을 한다. 호모시스테인이 누적되면 심혈관 질환뿐만 아니라 유전자 변이로 인한 질병을 초래한다. 아울러 해독 능력과 항산화 작용 또한 불안정해지면서 몸속에 독소와 활성산소들이 축적된다.

또한 팥에서 주목할 성분은 망간이다. 특히 간 해독 대사에 망간은 없어서는 안 되는 성분이다. 해독을 위해서는 인체의 중간 대사 과정에서 생성된 불필요한 물질인 활성산소를 충분히 해독해주는 항산화 작용이 잘돼야 한다. 이때 반드시 필요한 성분이 팥에 풍부한 망간이다.

망간은 또한 세포 속 미토콘드리아 내에서 강력한 항산화제로 작용하기 때문에 '망간항산화효소(MnSOD)'라고도 부른다. 대부분의 산소가 세포 속 미토콘드리아에서 사용되기 때문에 그만큼 미토콘드리아는 과다한 산소 사용으로 인한 활성산소 문제에서 자유로울 수가 없다. 따라서 망간이 부족한 사람은 미토콘드리아 대사에 큰 지장을 겪고 에너지 저하는 물론 독소 축적에도 시달리게 된다.

단백질이 분해돼 암모니아로 바뀌면서 소변으로 빠져나가는 과정을 요소 회로(urea cycle)라고 하며, 이 과정에서는 아르기나아제(arginase)라는 효소가 충분히 작동해야 한다. 아르기나아제의 보조효소 역할을 하는 영양소도 바로 망간이다. 따라서 망간이 없으면 단백질 과다 섭취 시 간에서 단백질 대사가 안 되고 과잉 단백질로 암모니아 배출에 어려움을 겪게

돼 결국 치명적인 신장질환에 노출될 수 있다. 한방에서 소변을 잘 배출해 주고 부종을 빼주는 역할을 한다는 것도 실은 간과 신장에서 이루어지는 요소 회로의 원활한 작용을 의미한다.

늘 술을 마시고 잠을 못 자 피로가 누적되어 있는 현대인들이 반드시 팥에 주목해야 하는 것도 그 때문이다. 만일 피로 해소를 위해 단백질을 지나치게 많이 섭취한다면 단백질 속 암모니아가 요소로 잘 배출되지 못해 오히려 몸이 붓고 체내 독성이 누적되면서 결국 만성 피로를 더욱 악화시키는 결과를 낳을 수 있다.

그 외에도 망간은 뇌에서 흥분성 신경전달물질인 글루타메이트를 글루타민으로 분해해 마음을 진정시켜 주는 역할도 한다. 망간이 부족하다면 심리·정신적으로 흥분을 잘 하는 분노조절장애를 일으킬 수 있는데, '귀신 잡는 팥'이 분노 또한 잘 잡아준다는 얘기다.

한편 팥 속에 풍부한 식이섬유와 단백질 성분은 장내의 당뇨 유발 효소인 알파 글루코시다아제(alpha-glucosidase)를 억제하여 탄수화물이 장내에 흡수되는 것을 느리게 하고 억제하기 때문에 혈당 조절에도 도움이 된다. 다만 팥 속에는 탄수화물 성분이 많기 때문에 지나치게 먹는 것은 주의를 요한다.

31 녹두

명절 음식의 독소 퇴치 작전
최전선엔 '녹두 장군'…
간 해독 작용 활성화하는
비타민 B와 아미노산 풍부

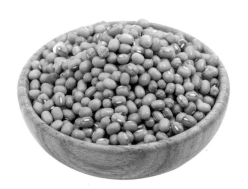

설이나 추석 명절이 되면 기름진 고칼로리 음식을 먹으면서 과음과 과식을 하게 되는데, 명절 밥상머리에 늘 올라오는 것 중의 하나가 녹두전이다. 녹두가 원재료로 쓰이는 것이 숙주나물과 빈대떡이다. 이 두 음식이 어떤 작용을 해서 설날 밥상머리의 단골메뉴가 되었을까? 녹두가 저칼로리이면서 간 해독의 두 번째 단계에 작용하기 때문이라는 사실을 알면 조상들의 지혜에 다시 한 번 고개를 끄덕이게 된다.

녹두의 전분으로 만든 묵을 청포(淸泡)라고 하며, 청포에 채소·육류를 섞어 식초나 기름에 무친 것을 탕평채라고 한다. 녹두의 주성분은 전분(약 53%)이다. 단백질 함량은 콩(41.3%)보다는 낮지만 비교적 많아(약 25%) 영양가가 높다.

한방에서 녹두는 열을 낮추고 해독 작용을 하는 것으로 많이 알려져 왔다. 숙취를 해소하고 몸속 독소를 풀어주는 작용을 하기 때문에 과음으로 인한 간 기능 저하, 만성 피로 등에 녹두죽을 권하기도 한다.

술을 마시면 알코올 탈수소효소(alcohol dehydrogenase, ADH)에 의해 아세트알데히드가 되고, 다시 알데히드 탈수소효소(aldehyde dehydrogenase, ALDH)에 의해 산화되어 아세트산(acetic acid)이 되며, 일부는 소변이나 이산화탄소로 배설된다. 그런데 ADH와 ALDH의 술 해독 작용에 도움을 주는 것이 녹두 또는 숙주나물이다.

2010년 〈한국식품과학회지〉에 실린 국민대와 동덕여대 식품영양학과 연구팀의 논문에 의하면 녹두에는 콩과 달리 플라보노이드 성분인 비텍신(vitexin)과 이소비텍신(isovitexin)이 들어 있기 때문에 항산화와 항염 효과 외에도 유방암, 전립선암, 간암 또는 난소암 억제 효과가 있다고 한다. 비텍신과 이소비텍신은 특히 녹두 껍질에 다량으로 존재한다. 항암 작용이 있는 쿼시틴(quercetin) 성분 또한 콩나물(78.5μg/g)에 비해 숙주(208μg/g)에 상당히 높이 함유되어 있다고 발표됐다.

녹두 속의 아미노산 중 가장 풍부한 성분은 글루탐산이다. 글루탐산은 아미노산의 기본이 되는 물질로 아미노기를 적재적소에 전달해주는 기초 아미노산이다. 또한 아스파탐산과 아르기닌이 다음으로 많다. 아르기닌은 요소 회로(urea cycle)에서 단백질의 잉여 암모니아가 소변을 통해서 잘 배출되게 돕는 작용을 하고 마그네슘과 시트룰린의 콜라보를 통해서 암모니아 독소가 잘 배출되게 해주는 효능을 보인다.

아미노산의 일종으로 뇌신경 진정 작용을 하는 가바(GABA)는 쌀을 이용한 연구에서 현미를 발아시킬 때 다양한 효소의 활성화로 이 성분이 증가되는 것으로 나타났다. 종자가 발아 시에 식물체의 성장과 자기 방어를 위해서 가바 성분이 급격히 증가한다는 것이다.

2010년 〈한국환경농학회지〉에 실린 농촌진흥청 연구팀의 논문에 의하면 녹두종실을 나물로 이용 시 가바 성분이 증가한다고 한다. 시금치, 케일, 보리 싹, 옥수수를 대상으로 한 가바 함량 연구에서는 10mg/100g 이하였으나, 녹두종실과 나물의 가바 함량은 이보다 월등히 높은 20~27mg/100g인 것으로 밝혀졌다. 특히 녹두 나물인 숙주나물 속에서 가바와 같은 유용한 아미노산이 상당히 증가하는 것으로 보고됐다. 가바는 알코올의 분해를 통한 숙취 제거, 스트레스 조절과 뇌신경 안정 효능을 보이므로 숙주나물을 식재료로 이용하는 요리가 많이 활성화되었으면 좋겠다.

간의 해독 기전 중 두 번째 단계의 효소들이 정상적으로 작동해야 해독이 완성되고 암을 예방하게 된다. 브로콜리, 파, 마늘 등에 함유되어 있는 설포라판, 레스베라트롤, 오가노설파이드(organosulfide) 등의 성분들이 이러한 간 해독의 2단계에 작용한다.

식품에 의한 염증의 자연 치유는 염증 반응의 전사인자인 엔에프-카파비(NF-kB: Nuclear Factor kappa B)의 활성화를 억제하면서 산화질소(NO)나 콕스 2(Cox-2)에 의한 프로스타글란딘 E2 경로를 차단해야 일어난다. 녹두는 특히 산화질소를 억제하면서 활성산소를 제어해 염증을 낮춰주는 작용을 하는 것으로 분석되기도 한다. 산화질소는 양날의 칼이어서 때로는 염증을 유발하기도 하고 정상적일 때에는 혈관 내벽에서 혈관을 넓혀주는 가스 역할을 하기도 한다.

한편 녹두를 구입할 때에는 껍질이 광택이 나지 않고 거친 것, 진한 녹색을 띠고 크기가 작은 것이 좋다. 구입한 녹두는 쌀처럼 서늘하고 그늘진 곳에 저장해야 한다.

32 쥐눈이콩

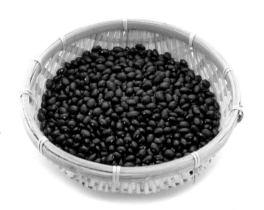

혈액순환 돕고 해독 작용…
고지혈증·만성 관절염에 효과

쥐눈이콩 속에는 식물성 호르몬(phytoestrogen)이 들어 있어 갱년기 여성의 폐경기 장애에 도움이 되고 골다공증에 효과적이라고 하는데, 과연 그럴까? 정답은 '예스 그리고 노'다.

식물성 난포호르몬이 있다고 바로 여성호르몬을 대신할 수는 없다. 또한 이러한 호르몬으로 인해 생리가 불순하거나 오히려 임신이 어려울 수도 있다. 실제로 필요한 난포호르몬이 제 역할을 하는 데 방해를 받을 수도 있다. 그래서 식물성 호르몬은 좋을 수도 나쁠 수도 있음을 이해해야 한다.

그러나 쥐눈이콩에는 좋은 점이 훨씬 더 많다. 콩 속에는 미세하지만 트립토판이란 아미노산이 있어서 세로토닌의 전구체로 활용되기 때문에 심리적으로 우울하거나 불안한 사람들에게 좋은 신경전달물질을 제공한다. 글루탐산과 메티오닌 아미노산도 들어 있어서 뇌가 판단하고 실행하며 의지를 갖고 비전을 세우면서 건강하고 적극적인 삶을 누리게 해준다.

쥐눈이콩은 또한 혈당을 조절하고 고지혈증에 효능이 있어 대사증후군을 개선해준다. 중성지방과 저밀도 지단백 수치를 떨어뜨리고 좋은 콜레스테롤 수치는 상승시킨다는 연구 결과도 있다.

쥐눈이콩은 한의학적으로 혈액순환과 함께 해독, 소염 능력을 갖고 있다고 전해진다. 영양학적으로는 항산화 성분인 안토시아닌이 풍부해 활성산소를 제거하고 간 해독 능력과 항염, 진통 효과도 있다.

통증 전달 기전인 아라키돈산 경로를 억제함은 물론이고 중추성 통증 경로 또한 조절해줌으로써 쥐눈이콩은 만성 류마티스 관절염, 통증과 부종을 제어하면서 중추신경계로 인한 통증도 조절해주는 효과가 있다. 만성 스트레스, 운동 부족, 비만, 만성 관절염, 부종, 고지혈증이 있으면서 삭신이 쑤시는 분들에게 쥐눈이콩은 다방면으로 효과적이다.

한편 콩은 지나치게 많이 먹을 경우에 갑상선 기능이 저하될 수 있다. 갑상선은 세포 내 에너지 대사에 관여하면서 성장을 돕는 중요한 역할을 하는데, 특히 여성들은 난소에서 분비되는 호르몬인 난포호르몬과 황체호르몬의 불균형이 있을 때 갑상선 기능 저하증이 오기 쉽다.

여성들이 만성 스트레스를 받고 밥, 면 등의 탄수화물과 함께 볶거나 튀긴 음식을 많이 먹으며 술과 담배를 즐긴다면 난포호르몬이 과다해지면서 갑상선 호르몬인 T3와 T4가 부족해지고 만성 피로, 두통, 우울증, 비만 등의 증상을 보일 수 있다. 이때 콩 속의 이소플라본이 갑상선 호르몬의 생성을 억제한다는 것이다.

일본의 한 연구는 37명의 성인이 3개월간 매일 콩 30g을 먹었을 때 갑상선 기능이 약해짐을 확인할 수 있었다. 속 불편함과 함께 기운이 빠지고 잠이 오면서 변비와 갑상선비대증이 생겼지만 콩을 끊었더니 정상으로 돌아왔다고 한다. 그러나 건강한 사람들에게는 큰 문제가 되지 않는다. 평소 갑상선 기능이 약한 사람들에 한해 조심해야 한다는 얘기다.

콩 속에는 피트산(phytic acid)이 들어 있어 장 속에서 칼슘, 마그네슘, 구리, 철분, 아연의 흡수를 방해하는데, 발효하면 피트산의 부작용을 해소할 수 있다.

33 보리

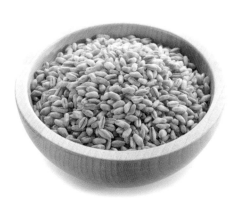

간 해독 돕고 항산화 작용…
여성호르몬 균형 잡아줘

보리에 풍부한 식이섬유는 장 속에서 저밀도 지단백(LDL)의 재흡수를
차단함으로써 고지혈증을 낮추고 심장질환을 예방하는 탁월한 효과가
있다.

2004년 연구에 의하면 보리를 충분히 먹은 실험군(28명으로 칼로리의
20%를 보리로 섭취)의 경우에 5주 만에 총콜레스테롤과 중성지방 수치가
모두 호전되는 양상을 보였다. 이 연구 결과를 통해 보리 속에 풍부한 식이
섬유가 심혈관 질환 관련 위험 요소를 줄이고 이 질환을 예방해준다는 것
을 알 수 있다.

베타글루칸 역시 보리에 많은데 일종의 다당류 성분으로, 장내 지방과
콜레스테롤의 흡수를 방해함과 동시에 담즙과 만나 이담 작용을 원활하게
하기 때문에 고지혈증의 예방을 돕는다. 대사증후군과 밀접한 연관이 있
는 혈당의 조절에도 관여해 비만, 고혈압과 당뇨병이 있는 인슐린 저항증

환자들에게 유익하다.

식물 영양소인 파이토케미컬 중 하나인 보리 속 리그난(lignan)은 에스트로겐과 같은 효능을 지니면서(phytoestrogen) 동시에 강력한 항산화 효과를 갖고 있다. 리그난은 갱년기에 부족해지는 여성호르몬을 보완해주는 작용을 하는 한편, 반대로 가임기 여성의 난포호르몬 과다증에도 적절한 제어 작용을 해서 난포호르몬 과다증으로 인한 유방암, 난소낭종, 자궁근종, 자궁내막증의 예방에 도움을 준다.

심한 스트레스와 화병에 노출된 상태에서 커피, 술이나 탄수화물을 과다하게 즐겨 먹는 여성의 경우에 폐경기에 접어들면 난포호르몬과 황체호르몬의 급격한 저하와 불균형으로 인해 전형적인 폐경기 증후군인 얼굴 화끈거림, 식은땀, 조울증, 불면, 피부건조증, 잦은 소변 등을 호소하는 일이 많다. 특히 난포호르몬의 급격한 저하가 그 원인인데, 이때 보리가 안성맞춤 처방이다.

간의 해독 능력이 충분하면 여성호르몬의 대사를 통해 대소변으로 잘 배출되는데, 스트레스가 누적돼 피로하고 간 기능이 떨어진 현대 여성은 대부분 그 같은 해독 기능이 원활히 잘 이뤄지지 않는다. 이때 보리를 섭취하면 간 해독 능력을 돕고 항산화 작용을 하면서 여성호르몬의 균형을 잡아준다. 그래서 와인과 담배를 즐기고 바비큐 스타일의 스테이크 구이나 튀김 요리를 빵, 감자 등과 함께 먹는 현대 여성에게 보리는 꼭 권하고 싶은 곡식이다.

한편 보리 속에는 피트산(phytic acid)이 있어 장에서 영양소의 흡수가 덜 되고 위장 속 소화 효소의 기능을 억제하는 단점이 있기 때문에 발아 또는 발효 보리가 영양 측면에서는 더 낫다. 보리에는 식이섬유 외에 셀레늄, 비타민 B, 크롬, 마그네슘, 구리 등도 있어 세포 속 에너지 대사와 미네랄 보충에 도움을 준다.

그러나 보리에는 단점도 있다. 보리 속에 있는 단백질인 글루텐은 우유에 들어 있는 단백질인 카세인과 함께 장내 유익균과 유해균의 불균형을 유발해 장누수 증후군을 일으킬 수 있다. 그러면 장벽의 틈새가 벌어지면서 각종 염증과 자가면역질환이 생길 수 있다.

따라서 보리를 먹을 때마다 속이 더부룩하거나 설사, 두드러기, 두통 등의 증상이 지속적으로 나타난다면 일단 보리를 끊어보는 것이 좋다. 사상의학에서는 소양인에게 보리가 맞는다고 권장하고 있다.

34 통밀

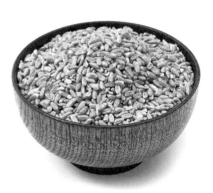

속껍질 안 벗겨 영양소 통째로 간직···
심혈관 건강·혈당 조절 효과

흰 빵이 더 좋을까? 통밀 빵이 더 좋을까? 2016년 6월 〈세포대사(Cell Metabolism)〉에 실린 연구에 의하면 결국 사람마다, 체질에 따라 결과가 다르다는 결론이 나왔다. 통밀 빵에 다양한 영양소가 있기 때문에 아무래도 더 좋은 면이 많지만 체질에 따라 맞는 사람, 안 맞는 사람이 있다는 얘기다. 한의학에서 사상의학적 체질 관점이 그래서 더 중요하게 여겨진다.

도정을 거치지 않은 통밀은 겉껍질만 벗겨낸 통곡물의 일종으로 적게 먹어도 포만감을 안겨줘 다이어트에도 좋은 식품으로 통한다. 겨와 배아 속에는 섬유질이 풍부하고 비타민 B군, 셀레늄 등의 영양소가 가득 들어 있다.

2016년 6월 미국심장협회가 발행하는 〈순환(Circulation)〉에 발표된 통곡류(whole grain)에 관한 연구에 의하면 정제된 곡식 대신 통곡류를 먹으면 심혈관 질환 발생률 및 모든 다양한 원인과 관련된 사망률이 확실히 낮아진다고 한다. 통곡류를 먹은 결과 심혈관 질환 발생률이 21% 낮아졌고, 당뇨병 위험률은 21~32%나 낮게 나왔으며, 고지혈증과 비만 수치 역시 개선됐다.

정제된 밀가루 등의 탄수화물은 몸에 흡수될 때 빠르게 혈당을 높이면서 인슐린을 급격히 나오게 해서 저혈당을 유발한다. 갑자기 손발이 저리고 식은땀이 나며 가슴이 뛰면서 어지러운 것도 그 때문이다. 이런 증상이 누적되면 혈당이 지속적으로 올라가면서 인슐린 저항증이 오고 급기야 당뇨병에 걸린다. 당지수가 높은 식품이 바로 정제된 밀가루인데 반해 통밀은 당지수가 낮아 급격한 혈당 상승과 저하를 유발하지 않는 장점을 지닌다.

미국 하버드대 연구팀은 2016년 7월 〈뉴잉글랜드의학저널(NEJM)〉에 통밀, 과일, 채소와 함께 육고기보다는 생선 위주의 지중해식 식단과 고혈압 식이 조절(DASH) 식단이 조기 사망 위험성을 낮춘다고 보고했다.

통밀 속에는 비타민 B1, B2, B3, E, 엽산, 칼슘, 아연, 구리, 철분과 식이섬유가 풍부하기 때문에 정제된 밀가루보다 영양학적 가치가 높다. 통밀 속 배아에는 특히 기름이 풍부하고 비타민 E 역시 함유하고 있어 강력한 항산화제 역할을 함과 동시에 기름이 산패되는 것을 막는다. 통밀 속 비타민 E는 뇌의 지방세포가 파괴되고 염증이 생겨 오는 신경 퇴행성 질환도 예방한다. 게다가 통밀 배아 기름(wheat germ oil)은 훌륭한 부신 기능 보호제 역할을 한다. 몸이 피로하고 지치면서 누적된 스트레스로 잠을 설치고 기분이 다운될 때 필요한 음식이 통밀인 셈이다.

미국 매사추세츠 주의 프래밍햄 시민 중 2,834명을 선별해 인슐린 저항증과 대사증후군 실험을 했는데 통밀을 포함한 통곡식을 먹은 사람들이 38%나 대사증후군 발생률이 낮았다고 한다.

마그네슘 등 다양한 미네랄 성분이 들어 있는 통밀은 당뇨병의 예방과 조절에도 효과가 있다. 그 외에도 통밀 속의 콜린과 베타인(betaine)은 호모시스테인 대사를 원활히 해서 심혈관 건강을 돕고 염증을 유발하는 면역 매개물질을 억제한다. 만성적인 염증은 관절염과 관절통만을 유발하는 것이 아니라 뇌세포도 파괴하기 때문에 치매, 파킨슨병, 더 나아가 정신적인 우울감도 일으키게 된다.

그러면 이렇게 다양하고 과학적인 효능을 가진 통밀에 문제점은 없을까? 굳이 지적한다면 글루텐 문제다. 끈적끈적하고 찰진 글루텐은 밀가루 반죽이 잘 빚어지게 하면서 맛 또한 차지게 한다. 그런데 많은 사람들에서 이 글루텐 단백질의 소화 능력이 약하다. 글루텐을 과다하게 먹게 되면 장내 세포에서 누수 현상을 일으키고 뇌세포의 세포막 또한 약화되어 뇌와 장 모두에 염증이 생길 수 있다.

정제된 밀가루보다 통밀은 분명 나은 영양소들을 갖고 있지만 여전히 많이 먹으면 밀가루와 같은 탄수화물 중독증과 함께 대사증후군의 문제와 글루텐 부작용을 초래할 수 있으니, 내 체질에 맞는지 전문가와 상담을 하고 주의해서 섭취해야 한다.

35 율무

체내 콜레스테롤 배출,
항염·이뇨 작용 탁월해…
알레르기 예방에도 유용

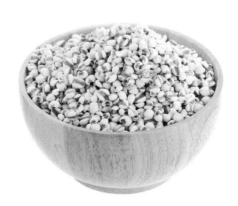

율무는 영어로 '욥의 눈물(Job's Tears)'이다. 성경 속 욥은 하나님이 내린 온갖 고난과 시련을 극복하느라 많은 눈물을 흘렸을 터인데, 율무는 욥의 눈물방울처럼 고통과 염증을 해결해주는 성경적 의미의 힐링 작용을 가졌기에 이런 명칭이 나오지 않았나 싶다.

한의학에서는 율무를 의이인(薏苡仁)이라 부르고 몸이 붓고 신장 기능이 약할 때 그리고 비만 조절을 위해서 많이 처방한다. 주로 소변을 잘 보게 하는 이뇨 작용이 강력하기 때문이다. 또한 청열배농(清熱排膿) 작용이 있어서 열을 식히고 염증과 고름을 제거하는 데 많이 사용된다. 영양학적으로는 항산화, 항염 작용을 하는 것과 유사하다고 볼 수 있다.

실제로 율무 속에는 벤족사지노이드(benzoxazinoid) 성분이 들어 있어서 항염 작용을 한다. 비만세포(mast cell)에서 나오는 히스타민을 억제하기 때문에 알레르기의 예방에도 도움을 준다.

　세포 면역을 담당하는 T림프구는 'T헬퍼1 세포(Th1)'와 'T헬퍼2 세포(Th2)'로 크게 나뉘는데, 이 두 가지의 불균형이 자가면역질환이나 알레르기 질환을 유발한다. 그런데 Th1과 Th2의 균형을 잡아서 알레르기의 해결에 도움을 주는 것이 바로 율무다. 또한 율무는 체내 염증과 암 대사 과정에 관여하는 '콕스 2(Cox-2)'라는 효소를 억제해주기 때문에 항염, 항암 효과가 있다.

　율무는 머리도 좋게 한다. 뇌 속의 신경 뇌 미세아교세포(microglia)가 흥분하면 염증을 일으키면서 뇌세포를 파괴한다. 뇌 미세아교세포는 달콤한 당분과 지나친 탄수화물 중독증, 뇌 혈액순환 장애, 만성 스트레스, 위장관 질환인 장누수 증후군과 소장 과다 세균, 곡식 속의 단백질인 글루텐(밀, 보리, 오트밀 등에 많다), 술과 약물 과다 복용 등에 의해 자극돼 염증 유발 물질인 엔에프-카파비(NF-kB: Nuclear Factor kappa B)를 활성화한다.

　NF-kB는 염증 및 면역반응에 관여하는 단백질 전사인자로서 염증 자극이나 세균 등의 감염에 의해 활성화되면서 염증을 유발한다. 율무는 이러한 염증 유발 물질인 NF-kB를 억제해 뇌세포를 보호해준다.

　율무는 또한 장내 세균에도 작용해서 젖산(lactic acid)과 부티르산(butyric acid) 같은 짧은사슬 지방산을 만들어준다. 따라서 장을 튼튼히 해주고 고지혈증을 예방해주면서 몸속 피로를 줄여주는 에너지 대사에도 관여한다.

최근 장내 세균에 대한 연구가 활발히 이뤄지고 있고 뇌 기능과 직결돼 있다는 연구 결과가 많이 나오고 있다. 뚱뚱한 사람의 장내 세균을 이식하면 비만이 되고 마른 사람의 장내 세균을 이식하면 비만이 치료된다는 연구도 많아지고 있다. 즉 장이 좋아야 뇌가 좋고 장내 세균이 건강해야 비만이 오지 않고 피로가 해소된다는 것이다.

장내 세균의 활성화는 또한 '제2형 당뇨병,' 비만과 대사증후군에도 직접 도움을 주기 때문에 평소 스트레스가 많고 비만하면서 고지혈증이 있는 분들에게 율무는 절대적으로 유익하다.

율무에는 식이섬유 성분도 풍부하게 들어 있다. 따라서 체내 콜레스테롤의 배출을 돕고 장 속에서 중성지방이 흡수되지 않게 막아주는 역할을 한다. 식이섬유는 쓸개즙과 결합해서 쓸개즙이 원활히 배출되게 해주는 기능도 한다. 나이가 들면서 담즙 순환이 느려지면 담석이 오거나 담도 질환이 나타나기도 한다. 율무는 게다가 몸에 나쁜 '저밀도 지단백(LDL: Low Density Lipoprotein) 콜레스테롤'이 산화되면서 활성산소를 유발하는 과정을 차단하기 때문에 강력한 항산화 효과를 보인다.

36 해바라기 씨

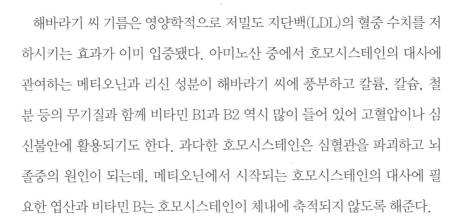

비타민 B·마그네슘 풍부…
8시간 물에 담갔다 먹으면 소화 잘돼

해바라기 씨 기름은 영양학적으로 저밀도 지단백(LDL)의 혈중 수치를 저하시키는 효과가 이미 입증됐다. 아미노산 중에서 호모시스테인의 대사에 관여하는 메티오닌과 리신 성분이 해바라기 씨에 풍부하고 칼륨, 칼슘, 철분 등의 무기질과 함께 비타민 B1과 B2 역시 많이 들어 있어 고혈압이나 심신불안에 활용되기도 한다. 과다한 호모시스테인은 심혈관을 파괴하고 뇌졸중의 원인이 되는데, 메티오닌에서 시작되는 호모시스테인의 대사에 필요한 엽산과 비타민 B는 호모시스테인이 체내에 축적되지 않도록 해준다.

또한 해바라기 씨에는 다른 식물성 기름보다 비교적 많은 비타민 A와 E가 들어 있어 영양소의 산화를 막아 흡수율을 높여주고 질병에 대한 저항 능력도 길러준다. 특히 불포화지방산인 올레산과 리놀레산이 90% 가량을 차지하고 있어 갱년기 장애나 뇌세포 보호에 도움이 된다. 그러나 리놀레산 등의 오메가 6는 다량으로 장기 복용하게 되면 염증성 기전을 활성화해 체내 염증을 불러일으킬 수도 있어 오메가 3와 함께 섭취하는 것이 유리하다.

해바라기 씨는 기억력과 관련이 있는 아세틸콜린을 분해하는 효소를 억제할 뿐만 아니라 아세틸콜린 수용체를 활성화하기 때문에 학습 효과와 기억력을 높여주고 치매도 예방한다.

치매의 원인은 아세틸콜린의 결핍 외에도 뇌 속의 변성 아미노산인 베타-아밀로이드 단백질이 신경세포와 엉키면서 신경세포 독성 효과로 뇌세포가 죽기 때문인데, 해바라기 씨는 이러한 세포 사멸을 억제하고 막아주기도 한다.

해바라기 씨는 이 외에도 풍부한 비타민 E 덕분에 강력한 항산화 작용을 해서 심혈관 및 염증성 질환을 방지한다. 해바라기 씨 속의 감마 토코페롤은 심장을 튼튼히 하면서 콜레스테롤을 낮춰주는 효과를 지닌다. 특히 노화가 진행되면서 오는 눈의 피로와 망막 병변을 예방해주는 영양소가 비타민 E이기 때문에 눈 건강을 위해서는 단연코 해바라기 씨가 좋다.

이뿐만이 아니다. 해바라기 씨에는 셀레늄 또한 풍부해서 갑상선의 보호에 도움을 준다. 갑상선이 제 역할을 하기 위해서는 갑상선 호르몬이 제 기능을 발휘해야 한다. 그러나 스트레스를 받거나 몸에 독소가 누적되면 호르몬들이 제 기능을 못 하게 되는데, 이를 바로잡아 주는 것이 해바라기 씨 속의 셀레늄이다. 브라질넛과 함께 해바라기 씨를 수시로 복용하면 갑상선은 흔들림 없이 정상 작동할 것이다.

우리가 신경을 많이 쓰고 피로할 때 눈 밑 근육이 실룩거리고 떨리는 증상을 가끔 겪게 되는데, 이때 마그네슘을 보통 권장하곤 한다. 만일 마그네슘 영양제가 상비약으로 없다면 마그네슘이 풍부한 해바라기 씨를 먹는 것도 하나의 방법이다. 눈 밑 안검이 실룩거리고 경련을 일으킬 때 가벼운 경우는 오메가 3 및 6와 마그네슘이 부족해서이며, 오메가 3와 함께 마그네슘이 풍부한 해바라기 씨야말로 그런 증상이 있는 사람들에게 좋은 식품이다.

해바라기 씨 속의 마그네슘은 혈압을 낮추고 근육을 이완시키며 뼈를 보호하는 작용도 한다. 만성 편두통에도 탁월하고 변비에도 효과적이다. 만성 피로, 정신적인 불안감과 우울감에도 마그네슘을 써보면 어느 약물 못지않게 우수한 효능을 발휘한다.

해바라기 씨는 볶거나 구워서 먹는 것보다 날것으로 먹는 게 좋다. 가열하면 영양가 있는 불포화지방산과 아미노산이 파괴되기 때문이다. 더욱 안전하게 먹으려면 8시간 정도 물에 담갔다가 건조시켜 먹는 것이 좋다. 해바라기 씨 속의 피트산(phytic acid) 성분이 소화흡수를 방해하고 영양소의 흡수를 차단하기 때문이다. 물에 담가 해바라기 씨를 불리면 소화흡수를 방해하는 해로운 성분을 비활성화하고 유익한 영양 성분은 더욱 우러나오게 하면서 소화도 잘되게 해준다.

37 미역귀

귓속 전정기관·달팽이관 보호…
머리 맑아지고 기력 회복에 좋아

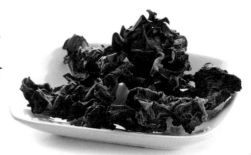

미역귀에 귀는 없지만 뿌리 바로 위의 머리 부분에 포자가 나오는 생식기관이 있다. 이 부분은 생식기관 역할을 하다 보니 모든 에너지가 함축돼 있다.

특히 미역귀 속의 푸코이단(fucoidan) 성분은 주목할 만하다. 푸코이단은 세포 내 골지체에서 합성돼 세포 간 조직에 존재한다. 동물의 혈액 응고 억제 기능을 하는 헤파린과 구조 및 작용이 비슷해서 실제로도 혈액이 응고되는 것을 막아주고 피를 맑게 하는 작용을 한다.

우리 몸속의 면역세포는 염증을 유발하는 사이토카인이나 박테리아 같은 독소를 만나면 염증 유발 유도성 산화질소 합성효소(iNOS)에 의해 산화질소를 만들어낸다. 이 산화질소는 병원균을 억제하는 좋은 작용을 하지만 지나치면 염증, 통증, 패혈증 등을 유발하기도 한다. 그런데 미역귀 속의 푸코이단이 산화질소로 인한 염증을 억제해준다. 이에 따라 푸코이단은 관절염에 효험을 보이고 기관지염, 폐렴이나 천식에도 유익한 작용을 한다. 가래도 줄여준다.

또한 푸코이단은 항암 및 항산화 효능도 지닌다. 특히 귓속 달팽이관과 전정기관 속의 유모세포(hair cell)를 보호하고 재생해준다. 중앙대병원과 세브란스병원 이비인후과 교수팀의 연구에 의하면 특정 물고기의 측선 유모세포를 항생제로 파괴한 후에 푸코이단을 투여했더니 유모세포가 재생했다. 달팽이관의 기능이 떨어지면 청력이 약해지고 돌발성 난청이 오기도 하면서 심하면 이명이나 귀 먹먹함이 올 수 있는데, 미역귀는 여기에 효과적일 수 있다는 얘기다.

달팽이관 옆에서 우리 몸의 밸런스를 유지해주는 전정기관 역시 유모세포와 밀접한 관련이 있다. 유모세포의 센서 기능이 떨어지면 전정기관이 제 기능을 제대로 하지 못해서 어지럽고 중심을 잡지 못하면서 속이 울렁거리는 멀미 증상이 생긴다. 불안하면서 두통까지 나타날 수 있다.

민간에서는 오래 전부터 출산 직후 산모에게 '머리가 맑아지고 기운도 돌아온다'며 미역국을 많이 권했다. 그런데 현대에 들어와 산모에게 미역국이 좋은 이유는 푸코이단 덕분이라는 사실이 확인됐다. 푸코이단이 출산 스트레스, 모유 수유 등으로 지친 산모의 귓속 전정기관과 달팽이관을 보호해줘 머리가 맑아지고 체력도 개선되는 효과를 낸다는 것이다.

달팽이관과 전정기관의 유모세포는 청력을 보호하고 몸의 균형 감각을 잡아줄 뿐만 아니라 소뇌, 대뇌, 척추와 자율신경에도 모두 작용하기 때문에 미역귀는 우리 몸의 혈액순환 개선, 피로 해소와 뇌신경 보호에도 큰 역할을 한다.

또 다른 연구에서는 스트레스를 유발한 후에 미역귀 속의 푸코이단을 투여했더니 급격히 증가했던 독소인 활성산소가 줄어들었다. 이뿐만이 아니라 노화 예방과 관련된 체내 항산화 성분인 SOD(Superoxide Dismutase)를 늘려줘 더욱 젊고 건강하게 살 수 있도록 도와준다는 사실도 밝혀졌다.

한편 미역귀에는 요오드, 칼슘, 마그네슘, 칼륨과 같은 무기질 성분이 다량 함유돼 있다. 따라서 요오드 부족으로 인한 갑상선 기능 저하증에도 좋은 식품이다.

결론적으로 미역귀는 갑상선 질환은 물론 스트레스의 예방과 각종 염증에 유익하고 귓속 달팽이관과 전정기관의 유모세포 역시 건강하게 재생해 주므로 나이가 들면서 청력이 약해지고 몸의 균형 감각과 체력이 떨어지는 분들에게 꼭 맞는 식품이라고 할 수 있다.

38 파래

간 해독, 혈액순환 촉진,
항산화 작용, 기억력 증진 등…
팔방미인!

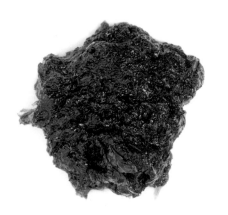

해조류에 관한 최근의 연구들을 보면 미역과 다시마는 항암 및 항고혈압 효과를 보인다고 밝혀지고, 김은 고지혈증을 낮춰주면서 궤양을 억제해준다는 연구 결과가 있는가 하면, 파래는 항균 및 항암 작용 등이 강력하다는 보고가 늘고 있다. 다양한 비타민과 미네랄 성분이 들어 있는 파래가 면역 기능을 높여주고 항암 작용이 뛰어나다는 연구 결과를 보면 간암, 유방암, 피부암 등의 성장을 저지하는 중요한 활성 성분들을 포함하고 있는 것으로 추정된다.

피를 맑게 해주는 항응고 작용 또한 뛰어난 파래는 몸이 붓고 혈액순환이 안 되면서 죽상동맥경화증, 심혈관 장애나 뇌질환 가족력이 있는 분들이 미리 예방적인 차원에서 평소 즐겨 먹으면 도움이 된다.

파래가 피부질환에 도움을 주는 이유는 다음과 같다. 타이로신(tyrosine)

이 도파민을 통해서 멜라닌 색소로 변환될 때 사용되는 타이로시나아제(tyrosinase) 효소를 파래가 억제하기 때문에 멜라닌 색소의 침착을 막는다는 것이다. 스트레스, 피로와 과도한 자외선은 타이로신을 자극해서 멜라닌 색소를 과잉 분비케 하기 때문에 피부 손상을 초래한다.

식품 속 첨가제인 아질산염은 발색과 함께 독소를 억제하고 산패를 방지하기 위해서 대부분의 인스턴트식품에 많이 들어 있다. 아질산염은 사실 발암성 물질인 니트로사민의 전구체로도 알려져 있어서 최소로 먹거나 아니면 파래 같은 아질산염 제거 작용을 하는 식품과 같이 먹는 것이 좋다.

김이나 미역 등의 해조류 성분들은 뇌 속 아세틸콜린의 분해를 억제하는 작용이 많기 때문에 아세틸콜린의 지속적인 분비를 도와서 기억력과 집중력을 높여주면서 동시에 치매의 예방에도 도움을 줄 수 있어 연구들이 최근 활발히 전개되고 있다.

아세틸콜린이 부족한 사람일수록 창의성이 떨어지고 개성이 약해지면서 건망증이 늘고 마음이 편치 않다. 아세틸콜린의 아세틸은 간 해독 대사의 2단계 작용도 하기 때문에 유해 환경물질, 음식 속 첨가제 등의 독소를 해독하는 작용을 해준다. 콜린은 사실 장 속 미생물에 의해서도 자연스레 합성되어 위와 장의 기능이 건강하다면 콜린은 충분히 만들어지고 뇌로 가서 기억력을 돕는 데 쓰인다. 하지만 설사, 변비, 과민성 대장 등이 있는 경우에 콜린의 합성은 요원할 것이고 뇌의 기억력은 감퇴되고 콜린 부족으로 인해 교감신경 흥분과 함께 자율신경 실조증이 올 수 있다. 왜냐하면 콜린은 부교감신경 말단에 작용해서 소화 효소와 장의 연동을 돕기도 하면서 심폐 기능을 편안케 해주는 진정 작용에 관여하기 때문이다.

해조류에 속하는 파래에는 칼슘, 철분, 비타민 A와 C가 예상을 깨고 많다 보니 관절과 뼈를 보호하고 아이들의 키 성장에도 도움을 준다. 산후 빈혈과 갑상선 기능 보호를 위해서 요오드와 철분이 함유된 파래 또한 효과적이다. 비타민 A는 늘 하는 말이지만 비타민 C에 비해서 감기나 몸살에 더욱 효과적인 영양소이면서 기관지와 폐를 보호하고 끈적끈적한 가래가 붙어 있는 후비루 같은 점액들을 밖으로 배출하는 원동력 같은 작용을 한다.

정리하자면 파래는 간의 디톡스를 돕고 피를 맑게 해주면서 혈액순환을 돕고, 항산화, 항염증 및 항암 작용도 하며, 기억력을 돕고 뼈를 튼튼히 하면서 빈혈 예방, 갑상선 보호와 피부 정화에도 관여하는 팔방미인의 역할을 한다.

39 다슬기

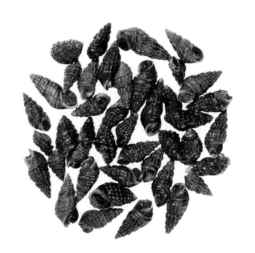

간 해독으로 숙취 없애는
'물속 웅담'…
항산화 작용도 탁월

이끼 등의 녹조류를 먹어 청록색을 띠는 다슬기에는 클로로필이 들어 있기 때문에 몸을 해독하고 정화하는 능력이 탁월하다. 그래서 그런지 민간에서는 다슬기탕(일명 올갱이국)이 속을 편하게 하고 간을 보호한다고 알려져 있다.

실제로 술을 장기간 마시게 되면 간 해독 대사의 첫 번째 단계에서부터 해독 과정의 부산물인 활성산소가 체내에 만들어진다. 다슬기는 바로 이러한 알코올 대사분해 과정에 필요한 효소들을 도와서 활성산소를 제거하는 일을 훌륭히 해낸다.

이와 관련한 연구 결과도 있다. 혈중 알코올이 분해되면서 파생되는 아세트알데히드는 독성이 강해서 우리에게 숙취를 유발한다. 최근 공주대학과 경상대학에서 연구한 논문을 보면 40% 알코올을 투여한 숙취 유도 대조군의 경우에 아세트알데히드의 농도가 알코올 섭취 1시간 후에 높았다가 2시간과 4시간 후에는 떨어졌다.

반면에 적정량의 다슬기 효소 추출물로 처리한 실험군은 알코올 섭취 후에도 아세트알데히드의 농도가 현저히 낮았다. 이 결과에서도 알 수 있듯이 술에 약한 사람들이 미리 다슬기를 먹고 음주하면 술에 덜 취하고 숙취로 고통 받지 않을 수 있다.

또 다른 연구에서는 동일 조건에서 알코올 분해 효소가 알코올을 분해하는 데 걸린 시간이 재첩 8분 20초, 바지락 8분, 다슬기 6분 50초였다. 그만큼 해장 능력이 뛰어나다는 얘기다. 아세트알데히드 분해 능력 면에서도 동일 조건에서 소요되는 시간이 재첩 9분 50초, 바지락 9분, 다슬기 7분 30초로 다슬기가 간 해독의 승리자로 인정받았다.

다슬기는 또한 간세포를 파괴하는 독성에도 보호 작용을 발휘하기 때문에 간세포 자체를 건강하게 해준다. 다슬기 파우더를 간이 손상된 흰쥐에게 경구 투여한 연구에서 실험군은 대조군에 비해서 간 지방의 대사가 활발하면서 간 기능의 회복 속도가 빨랐다. 간세포 변성, 지방 변성이나 울혈된 간 조직이 서서히 회복되는 결과가 나타났다고 한다.

간에 대한 다슬기의 이 같은 효능 때문에 한방에서는 다슬기를 '물속의 웅담'이라고 부르기도 한다.

십이지장이 손상된 흰쥐에 다슬기 파우더를 경구 투여한 결과도 주목된다. 십이지장 점막의 융모 세포가 호전되고 감소된 융모 수도 증가하면서 점액질의 양도 증가한 결과를 보면 위십이지장 궤양이나 소화장애에도 다슬기가 도움이 됨을 알 수 있다. 간 해독과 장 점막 보호 작용을 통해서 면역력을 강화하고 스트레스를 줄이면 뇌세포는 함께 좋아지기 마련이다. 따라서 다슬기는 다슬기에 알레르기가 있거나 소화장애가 있는 분들을 제외하고는 탁월한 해독정화 음식이 될 수 있다.

다슬기 속의 아미노산 성분인 히스티딘과 카르노신은 항산화 활성화에 강력히 관여하기 때문에 다슬기는 간 해독과 항산화 작용을 동시에 해준다.

다슬기 속의 아르기닌과 시트룰린산은 간과 신장에서 이루어지는 단백질 분해와 암모니아 대사에 관여한다. 이 과정을 통해 단백질의 분해산물인 암모니아 독소를 해독해주기 때문에 만성 피로, 면역 저하, 근육 피로에 결정적으로 도움을 주는 아미노산이다.

또한 글루탐산, 아스파탐산, 메티오닌, 가바(GABA) 등은 신경전달물질을 흥분시키고 억제하는데, 이러한 성분들이 다슬기 속에 적절히 잘 배합되어 있어서 집중력과 기억력, 추진력과 마음의 안정 및 이완에 대해 완급조절을 해준다.

이뿐만이 아니다. 다슬기 속의 지방 함량을 보면 포화지방산에 비해 불포화지방산이 월등히 많다. 심혈관 질환 등 각종 성인병의 예방에도 그만큼 좋은 식품이라는 얘기다.

40 굴

아연 함량 높아 호르몬 분비 촉진…
시력 보호에도 좋아

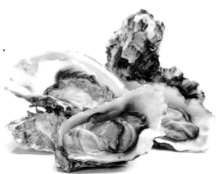

남녀노소에게 스태미나를 위해서 좋은 음식 중 최고는 역시 굴일 것이다. 천하의 바람둥이 카사노바도 하루에 생굴을 50개씩 먹었다고 할 정도다.

바다의 우유라고 불리는 굴은 우리나라 선사시대에 조개더미에서도 발견될 정도로 우리의 조상들이 즐겨 먹던 음식이었지만 과거에는 굴 자체가 너무 귀하고 비싸서 양반들이나 부자들의 전용 식품이었다.

굴 속에는 특히 달걀에 비해 아연이 수십 배나 많은데 이 아연은 정자의 활동을 돕고 남성과 여성호르몬의 정상적인 발현에 필수적인 영양소다. 전립선이 비대하고 붓는 이유 중에 아연 결핍증도 관련이 있다. 아연은 비타민 A가 간에서 눈 속 망막으로 옮겨져 작동케 하는 '셔틀버스' 작용을 하기에 시력보호에도 관여한다. 아연은 인체 내에서 세포대사를 돕는 효소에도 이로운 성분이다. 췌장 속에서 인슐린이 합성돼야 탄수화물을 이용해 에너지를 유지할 수 있는데 인슐린 합성에 반드시 필요한 성분 역시 아연이다. 아연이 없으면 인체는 건강을 유지할 수 없는 것이다.

그런데 굴 속에는 해양오염으로 인한 비브리오 패혈균이나 중금속과 같은 유해물질이 들어있는 것도 사실이다. 일본의 후쿠시마 원전 사고로 인해서 유입되는 수은이나 카드뮴, 방사성 물질 등도 은근히 걱정된다.

한국 식품의약품안전처의 '식품의 기준 및 규격' 규정에 의하면 해조류나 갑각류 속의 카드뮴 정상 수치가 하루에 3.0㎍ 이하가 되어야 한다고 하는데 굴 속 카드뮴 수치는 그 이하다. 다만 충분한 세척과 해독 과정을 거쳐 굴을 먹는 것이 안전하다.

최근 한 연구에 의하면 국화과에 속하는 엉겅퀴 속의 실리마린은 알코올 간손상이나 간경화, 간염 질환치료에 효과적임이 밝혀져 주목을 받았다. 그런데 간보호 활성을 갖고 있는 실리마린과 굴의 효능을 비교했더니 두 가지 모두 확실한 간보호 효능이 있었다고 한다. 혈액 검사상 간 세포성 손상 수치를 안정적으로 낮춰줬다고 한다. 알코올로 인한 간독성 증가가 굴을 통해 해독이 가능하다는 연구 결과다.

동의보감에서도 굴은 역시 숙취를 겪을 때 발생하는 갈증을 해소해 주는 것으로 명시돼 있다. 굴 속에는 타우린과 글리코겐 함량이 높다. 타우린은 쓸개즙이 잘 배출되도록 하기에 지방음식을 소화하는 데 도움을 주고 고지혈증 예방에도 효과적이다. 타우린은 또한 뇌신경세포 속에서 흥분을 가라앉히고 마음을 진정시켜 주는 효능이 있다.

굴 속에는 불포화지방산 또한 풍부하게 있어 심혈관 보호와 뇌신경세포 강화에 효과적이다. 오메가 6 불포화지방산에 비해 오메가 3가 월등히 많은 굴은 심혈관을 보호하고 고지혈증을 낮추는 효과를 갖기에 심장을 튼튼히 해주는 음식이다. 게다가 칼륨과 마그네슘은 혈압을 낮추고 심장박동을 느리게 하면서 혈관벽을 이완해 주기 때문에 체내 산소를 충분히 유지해 주는 작용도 한다. 굴 속 비타민 E 역시 활성산소를 억제하면서 심장을 튼튼히 하는 데 일조를 한다.

갑상선기능저하증으로 고생하는 환자들의 경우에도 굴은 유익하다. 특히 굴에 풍부한 셀레늄이 갑상선 호르몬 생산에 절대적이다. 갑상선은 요오드와 아미노산을 합성해 티록신(T4) 호르몬을 만든다. T4 호르몬이 우리 몸에 작용하기 위해선 간 등의 조직으로 옮겨져 트리요오드티로닌(T3) 호르몬으로 바뀌어야 한다. T3 호르몬이 바로 갑상선 호르몬이다. 그런데 T4가 T3로 바뀌기 위해 필요한 보조효소가 셀레늄이다.

한국영양학회에서 권장하고 있는 셀레늄의 일일 권장 섭취량은 30~60μg이다. 그런데 잘 익힌 굴에는 100g당 154μg의 셀레늄이 들어 있다.

41 오리

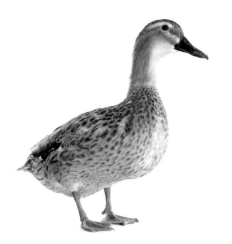

간 해독·**만성** 피로 개선…
뇌신경 보호하는 '에너지 덩어리'

오리는 지방을 많이 함유하고 있다. 그러나 트랜스지방이나 포화지방이
비교적 적은 반면에 불포화지방 비율이 높아서 인체에 도움이 된다. 오리
는 35%가 포화지방산이고 52%는 단일 불포화지방산, 13%는 다중 불포화
지방산이다. 오메가 6 및 3의 비율은 오리가 먹는 사료에 따라 다양하다.

참고로 닭은 31%가 포화지방산이고 49%는 단일 불포화지방산, 20%는
다중 불포화지방산이다. 소고기는 50~55%가 포화지방산, 40%가 단일
불포화지방산, 3% 정도가 다중 불포화지방산이다. 올리브 오일은 75%가
올레산(단일 불포화지방산)이고 13%는 포화지방산이며, 오메가 6인 리놀
레산은 10%, 오메가 3인 리놀렌산은 2% 함유돼 있다.

다중 불포화지방산 중에서 오메가 3와 오메가 6의 비율이 중요하다. 적
절한 비율은 1대 1에서 1대 5까지다. 그런데 우리가 먹는 대부분의 지방 음
식에서 그 비율은 1대 2에서 1대 50까지로 오메가 6가 훨씬 많다. 오메가 3

는 주로 염증을 제거하는 반면에 오메가 6는 과다하게 먹으면 몸 구석구석 어딘가에 통증, 부종과 염증이 자꾸 생기게 된다.

오리고기 100g 속에는 니아신이 하루 권장량의 50%가 들어 있다. 니아신은 세포 속의 에너지 대사 과정에 필수적인 비타민으로서 특히 콜레스테롤을 낮춰주는 탁월한 효능을 지닌다. 고기를 먹는데 오히려 지방이 분해되고 고지혈증을 해결해주니 그야말로 금상첨화다. 몸이 피로하고 에너지가 다운됐을 때 오리고기를 먹으면 일시적이긴 하나 힘이 생기고 스태미나가 오르는 것도 그 때문이다.

니아신은 단백질인 트립토판이 간에서 분해되면서 생겨나는데, 다른 비타민 B의 보조효소 작용을 받아야 쉽게 생성된다. 오리고기 속의 단백질과 비타민 B들이 니아신의 생성을 돕는다. 트립토판은 또한 세로토닌이란 뇌 신경전달물질의 전구체로서 마음을 진정시키고 즐거움을 누리게 해주는 영양소이니, 오리고기로 기분도 즐겁고 에너지도 생기는 일석이조의 효과를 누릴 수 있겠다.

니아신이 부족할 때 피부 가려움증이 생길 수 있고(Dermatitis) 기억력이 나빠지며(Dementia) 장 점막이 약해져서 설사가 나오기도 하는데(Diarrhea), 3D라고도 부른다. 고지혈증 환자에게 개인적으로 영양제를 권할 때 가장 먼저 떠오르는 것은 니아신(비타민 B3)이다. 상당히 효과적이기 때문이다. 하지만 100mg 이상의 고용량 니아신은 얼굴 피부 속 모세혈관을 확장시키는 작용과 간 독성 때문에 얼굴이 붉어질 수 있으니 조심해야 한다.

평소 스트레스가 많고 술을 많이 마시며 고기를 잘 먹지 않는 사람, 소화 기능이 약하고 과민성 대장 증후군 등이 있는 사람은 니아신 부족증에 걸릴 가능성이 높기 때문에 오리고기를 권한다.

오리고기 100g 속에 단백질은 하루 적정량의 55% 정도 들어 있다. 단백질은 근육을 만드는 데에도 필요하지만, 트립토판 같은 신경전달물질을 만드는 데에도 필수적이어서 뇌신경을 보호하고 집중력과 기억력을 향상시키며 감정을 조절해주는 데 필요하다. 오리고기를 먹으면 일단 기분이 편안해지고 힘이 생기면서 정신이 맑아짐을 느낄 수 있는데, 바로 이 때문이다.

또한 오리고기는 아미노산 중에서 시스테인을 좀 더 많이 가지고 있다. 시스테인은 글루타티온을 만드는 아미노산 중 하나로서 간 해독에 좋다. 이와 관련 오리의 셀레늄 성분도 주목해야 한다. 셀레늄은 글루타티온을 지속적으로 형성케 해주는 보조효소로서 셀레늄이 부족하면 글루타티온의 해독 작용은 제한적이다.

적절히 균형 잡힌 지방산과 필수 아미노산 성분이 풍부한 오리는 간 해독, 만성 피로 개선, 뇌신경 보호 작용이 강력해서 제대로 된 오리지널 오리고기를 먹는 즉시 우리는 '오리 날다' 이상의 영양학적 비상도 이룰 수 있다.

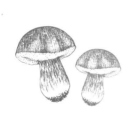
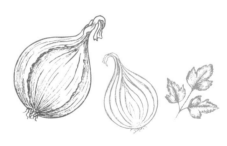

3

알면 몸에 좋은
디톡스 영양 지식

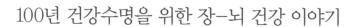

100년 건강수명을 위한 장–뇌 건강 이야기

1 당신은 채식주의자인가요?

평소에 고기를 잘 안 먹고 주로 밥, 밀가루와 채소 위주로 식사를 한다면 제일 먼저 문제가 되는 것은 비타민 B12 부족이다.

고기 속에만 있는 B12는 위장에서 위산과 내인자(intrinsic factor)의 작용으로 소장에서 흡수되어 우리 몸에 영양가를 발휘하게 되는데, 고기를 먹지 않거나 위장이 약하고 소화제를 많이 드시는 분들은 B12 부족증이 올 가능성이 높다. 혈액검사에서 평균 적혈구 용적이란 MCV 검사를 해보면 간접적으로 B12 문제를 확인할 수 있다.

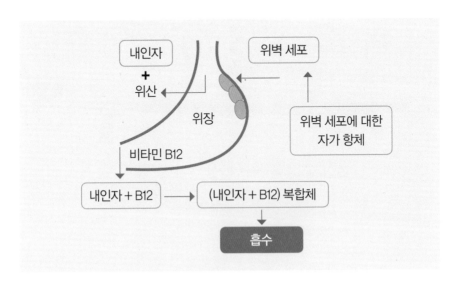

그림 3-1. 악성 빈혈

악성 빈혈은 위벽 세포에 대한 자가 항체로 인한 비타민 B12의 흡수 방해가 원인이다.

적혈구는 사이즈가 커도 안 되고 작아도 안 된다. 보통 80에서 100이 정상이지만 기능적으로는 90이 넘어도 적혈구 사이즈가 성숙하지 못해서 크기만 큰 빈 껍데기 적혈구가 되기 때문에 '악성 빈혈'이라고 불린다. 이는 위산이 부족하거나 소화가 오랫동안 안 되는 사람들 또는 고기를 별로 안 먹는 분들에서 많이 볼 수 있고 영양소로는 비타민 B6, B12와 엽산이 부족할 때 온다.

엽산은 채소에 많이 들어 있고 비타민 B12는 주로 고기 속에만 있기 때문에 삼겹살이나 소고기를 상추와 야채를 곁들여 먹을 때 악성 빈혈을 예방할 수 있을 것이다. 물론 내인자와 관련해 위산과 펩신의 기능을 높이기 위해 식초, 레몬이나 라임도 함께 먹는다면 더욱 효과적이다.

그런데 비타민 B6, B12와 엽산이 부족하면 세포 내 유전자 대사가 잘 안 되면서 메틸레이션(methylation)에 문제가 오고 호모시스테인(homocysteine)이란 물질이 축적되면서 심혈관 장애와 뇌혈관 질환을 유발하게 된다.

호모시스테인은 아미노산의 부산물인데, 혈소판의 점도를 높이고 혈관벽을 경직시키며 혈관 내피세포에 산화적 손상을 일으켜 염증과 혈전을 유발한다. 호모시스테인은 14(μmol/L)까지가 정상이지만 기능의학에서는 10 이하를 유지해야 건강하다고 본다. 가장 이상적으로는 7 이하로 유지하는 것이다.

채식주의자, 연세가 많은 분들, 소화 능력이 평소 약하고 제산제를 많이 복용하는 분들은 위산과 펩신 부족으로 고기 속의 비타민 B12를 흡수하지 못해서 호모시스테인이 증가하고 악성 빈혈이 올 수 있으니 늘 주의해야 한다.

비타민 B12가 부족하면 제일 먼저 느끼는 증상이 손발 저림이다. 손보다는 발이 먼저 저리기 시작하고 걷다 보면 잘 넘어지기도 하며 아침에 일어날 때 팔다리가 저리기도 한다. 그 외에도 빈혈과 함께 심장질환, 우울증과 뇌병변을 일으킬 수도 있으니, 고기 속의 비타민 B12를 충분히 먹어주면서 영양제를 함께 복용하는 것이 좋다.

다음 그림은 메티오닌이 호모시스테인 사이클을 통해서 DNA 및 RNA 발현을 정상적으로 해주는 메틸레이션 과정으로, 이때 비타민 B6, B12와 엽산이 필수적이다.

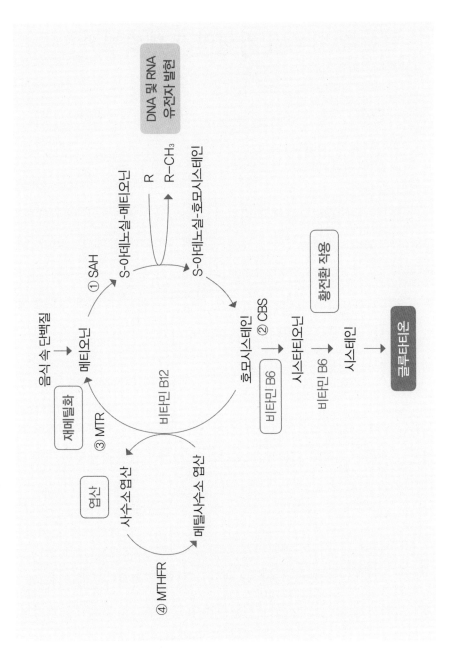

그림 3-2. 메티오닌-호모시스테인 사이클

2 엽산을 먹으면 기형아가 예방될까?

호모시스테인을 조절해주는 영양소 중의 하나가 엽산이며 3가지 종류가 있다. 일반 엽산(folate)은 대개 영양제 속의 엽산을 의미하고, 이수소엽산 (dihydrofolate) 형태의 엽산은 주로 음식에 포함되어 있는 엽산이며, 5-메틸사수소엽산(5-methyltetrahydrofolate, 5-MTHF) 형태는 실제로 활성화된 엽산으로 뇌혈관장벽(BBB)을 통과하는 형태다. 따라서 뇌를 위해서 엽산을 복용한다면 당연히 메틸기가 들어 있는 엽산을 복용해야 하는데 국내에서는 허용이 안 된다.

엽산이 필요한 사람은 임산부만이 아니라 면역력이 떨어지고 감기에 자주 걸리며 감정 기복이 심한 우울증 환자들, 병에 걸리면 오랫동안 낫지 않는 분들이다.

다음 그림에서 보듯이 엽산의 종류는 다양한데, 활동성이 가장 높고 영양가가 최고인 엽산은 제일 하단에 있는 5-MTHF 형태의 엽산이다. 세린 속의 메틸기가 세린 전이효소(SHMT)와 엽산 환원효소(MTHFR)의 콜라보 협조로 엽산에 부가되면 엽산의 효능이 활활 날게 된다.

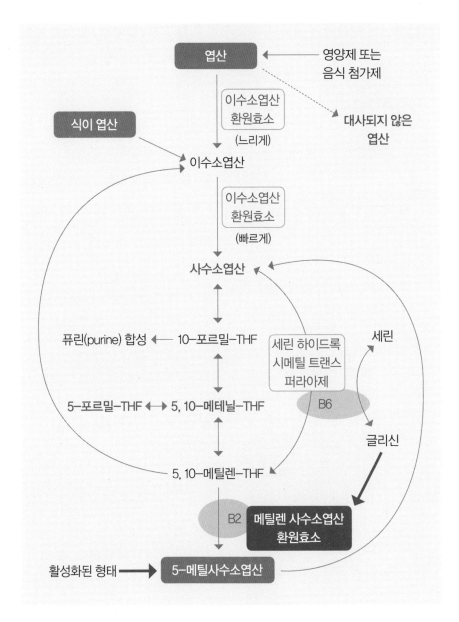

그림 3-3. 엽산의 종류 및 작용

그런데 엽산이 감정과 정신 작용에도 관여하는 이유는 뇌 속의 신경전달물질 중 도파민과 세로토닌이 형성될 때 관여하는 테트라히드로바이오프테린(tetrahydro biopterin, BH4)을 돕는 보조효소로 작용하기 때문이다. 엽산이 부족하면 결국 마음을 편하게 해주는 세로토닌과 집중력 및 자신감에 관여하는 도파민이 잘 만들어지지 않는다.

그 외에도 BH4는 산화질소 효소(Nitric Oxide Synthase, NOS)에도 작용해서 혈관을 확장시켜 뇌 혈액순환을 돕고 신경 재생에도 긍정적인 작용을 한다.

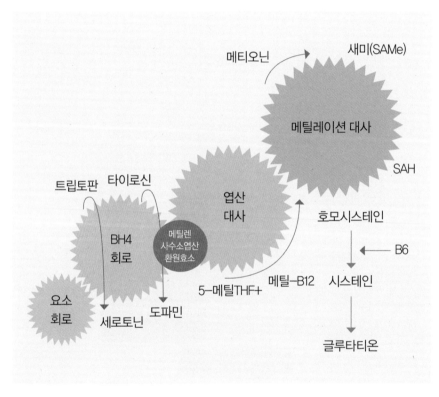

그림 3-4. 엽산 대사

BH4가 엽산의 도움을 받아 세로토닌과
도파민을 만든다.

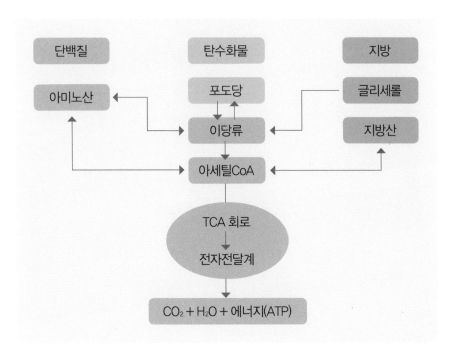

그림 3-5. 탄수화물, 단백질, 지질 대사

우리가 먹는 음식은 세포 속 미토콘드리아 내에서 구연산 회로(크렙 사이클 또는 TCA 회로)를 통해 에너지를 발생시킨다. 여기에 필요한 보조효소가 마그네슘, 리포익산과 비타민 B 복합군이다.

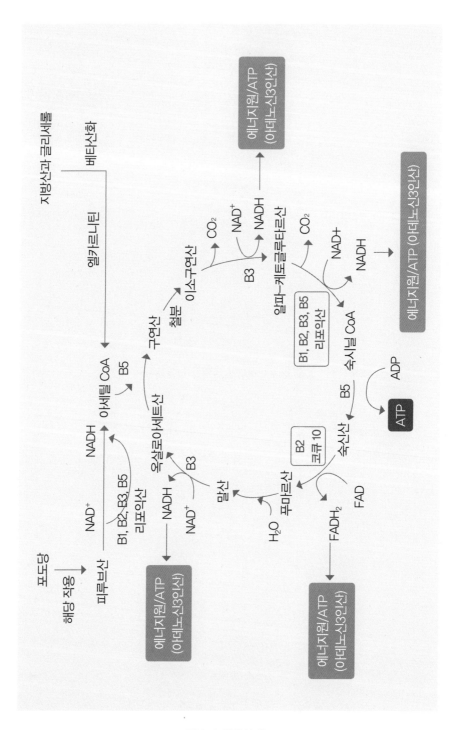

그림 3-6. 구연산 회로

구연산 회로 내에서는 다양한 보조효소들의 역할로 에너지가 발생하게 된다. 글루타티온, 리포익산과 셀레늄은 전 과정에서 항상 필요한 영양소다.

3 과당을 과하게 먹으면 꽈당이 된다?

일반적인 설탕은 수크로오스(sucrose)라고 하는데 포도당(glucose)과 과당(fructose)이 같은 비율로 들어 있다. 단당류인 이 두 성분 중 포도당은 췌장을 포함한 인체 곳곳에서 대사가 되는 반면에 과당은 독성처럼 작용해 간에 많은 부담을 준다.

캘리포니아 의과대학의 의대 로버트 러스틱 교수는 과당의 심한 부작용을 강조하는 전문가 중 한 분인데, 과당에 다음과 같은 문제가 있다고 한다.

과당을 먹으면 바로 간에 직격탄을 날리면서 부담을 주는 반면에 일반 당분(포도당)은 20%만 간에 부담을 준다. 과당은 포도당에 비해서 오직 간에서만 대사가 이루어지는데, 우리가 먹는 과당은 간의 대사 능력에 과부하를 준다는 것이다. 간이 과당을 더 이상 해소하지 못하면 지방간이 바로 생긴다.

뇌세포를 포함한 모든 세포는 당을 효율적으로 이용하고 필요로 하는데 반해서 과당은 유리지방산, 중성지방과 저밀도 지단백으로 바로 변하면서 비만을 유발한다. 과당은 결국 인슐린 저항증과 비알코올성 지방간(Nonalcoholic Fatty Liver Disease, NAFLD)을 유발하게 된다. 인슐린 저항증이 누적되면 결국 당뇨병이나 대사증후군으로 악화된다.

일반 당분에 비해서 과당은 아주 쉽고 빠르게 지방으로 바뀌고 중성지방화 된다. 일반 당분 120 칼로리를 먹게 되면 1 칼로리 미만의 지방이 축적되는 반면에 과당은 40 칼로리로 축적되면서 문제를 일으킨다.

과당은 중성지방만 축적시키는 것이 아니라 활성산소와 요산으로 가는 경로를 활성화하면서 통풍이나 고혈압의 원인이 되기도 한다. 요산으로 바뀌는 과정에서 몸속 구리를 많이 소모하다 보니 구리 부족으로 인한 관절염, 골다공증, 빈혈 및 정신신경계 질환까지도 초래한다.

일반 당분은 배고픔과 관련된 호르몬인 그렐린은 억제하고 반대로 포만감을 느끼게 해주는 렙틴은 증가시키기 때문에 식욕을 조절한다. 반면에 과당은 그렐린에 영향을 주지 못하고 렙틴을 억제하기 때문에 계속 식욕이 당기고 배고프게 만들어 비만을 야기한다.

우리가 쉽사리 접하는 지방간은 자칫 별거 아닌 걸로 치부할 수 있는데, 초음파 검사로 확진이 안 되고 혈액검사로도 정확히 알 수 없는 단점이 있다. 임상적으로는 가끔 우측 갈비뼈 아래가 뻐근하고 통증이 있어서 간염인가 불안해서 혈액검사를 해보면 정상이라고 해서 안도하는 경우가 있다. 이 경우에 사실 잠재적 지방간일 가능성이 높은데, 혈중 요산 수치가 5 이상인 경우에는 일단 지방간을 의심하고 중성지방 또한 높아 있기도 하다.

이때 과당이 많은 과일 주스나 시럽 종류의 음식은 철저히 제한하는 것이 좋다. 설탕 속의 과당과 고과당 옥수수 시럽 속의 과당은 거의 비율이 비슷하기 때문에 과당의 독성에서 자유로울 수 없다. 반면에 과일은 식이섬유, 항산화제 등이 나름 풍부하기 때문에 건강한 사람인 경우에 하루 1~2개 정도는 무방하다고 생각한다. 다만 대사증후군이 있거나 특정 질병이 생기고 건강이 나빠진 경우에는 일시적이나마 과일도 주의를 요한다. 과일 주스는 과당이 심하게 농축되어 있어서 필자는 누구에게도 권하지 않고 있다. 그냥 과일을 먹는 것이 안전하다.

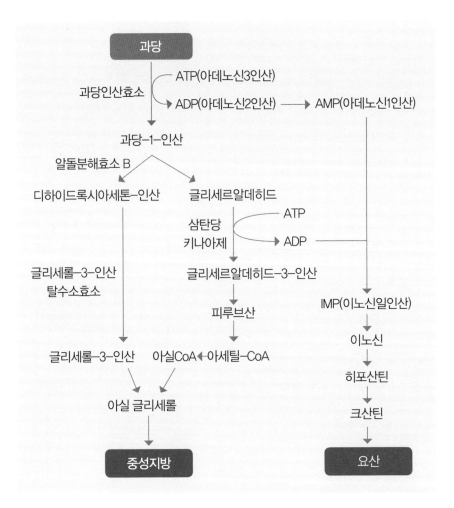

그림 3-7. 과당의 작용

앞의 그림은 과당이 흐르고 흘러 중성지방과 요산을 높인다는 것을 보여준다.

간 해독의 기본을 알아두자

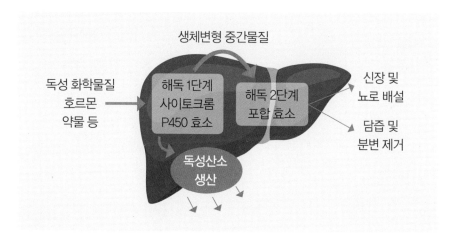

그림 3-8. 간 해독 작용

해독 1단계	해독 2단계
사이토크롬 P450 효소	포합 효소
독소 → 중간물질	독소 → 수용성 형태(배설 또는 제거), 무독성
비타민 C, E, B 등의 영양소 필요	글루타티온, 글리신, 타우린, 메티오닌, 글루타민 등 필요

표 3-1. 간 해독 단계

기본적으로 간에서는 해독 1단계와 해독 2단계로 나뉘어 해독 작용이 이루어진다. 해독 1단계는 카페인이나 담배 니코틴 같은 수용성 독소를 중화하고 지용성 독소는 일단 수용성 독성물질로 전환하는 작업을 거친다. 이렇게 활성화된 중간 대사물이 1단계와 2단계 중간에서 항산화 작업을 거쳐서 2단계로 넘어간다. 만일 첫 번째에서 두 번째 단계로 넘어가지 않으면 독성물질과 활성산소들이 누적되어서 간 자체에 많은 손상을 입힌다.

해독 1단계에서는 비타민 B 복합군이 해독을 돕고 사이토크롬 P450이라는 효소가 작용한다. 해독 2단계에서는 아미노산이 다양하게 해독을 돕는데, 글루타티온, 글리신, 타우린, 메티오닌, 황(sulfate) 등이 관여한다. 이 책에 나오는 많은 음식들에는 주로 해독 2단계를 돕는 황 같은 성분이 풍부하다.

4 우리 주변에 흔한 환경 독소는 어떤 게 있을까?

우선 악취를 없앤다고 켜놓는 양초는 산소가 부족하면 파라핀 속에서 일산화탄소가 발생한다. 환기가 안 되는 곳에서 양초를 오래 켜두면 뇌 기능이 떨어지고 산소 포화도가 약해진다.

알루미늄이 들어 있는 노란색 양은그릇은 어떨까? 알루미늄이 인체에 들어오면 일단 뇌 신경세포의 접속이 끊긴다. 정서적으로 우울하고 기억력이 떨어지기 시작하면서 몸이 붓고 만성 피로에 시달린다. 우리가 먹는 빵이나 과자에 들어가는 베이킹파우더에도 알루미늄이 있고 그릇 속에도 알루미늄이 여기 저기 노출되어 있다.

그러면 스테인리스 그릇은 어떨까? 인체 발암성 추정 물질로 알려진 연마제(탄화규소)가 들어 있는데, 이 연마제는 암을 일으킬 수 있어서 위험 물질에 속한다. 식용유로 일단 검은색 연마제를 닦은 후에 식초로 15분간 끓여서 해독해주는 것이 가장 안전하다.

플라스틱 PVC, 화장실 닦는 락스, 미용실이나 네일숍에서 나는 냄새들, 샴푸, 화장품, 로션 등에는 모두 독소, 중금속 등이 함유되어 있다. 환경호르몬이라고 부르는데, 안전성 면에서 위해가 있지는 않지만 충분히 많은 양이 들어오면 인체 내 호르몬의 변이를 일으켜서 질병을 유발하기도 한다.

이뿐인가? 식품 첨가제인 아질산염, 살충제나 농약이 들어 있는 음식들, 심지어 미세먼지와 황사는 우리가 피할 수 없는 독소가 되어버렸다. 따라서 피할 수 없다면 받아들이되, 이러한 독소를 해독해주는 간이 더 잘 기능을 발휘할 수 있도록 도와주는 음식이나 영양소가 필요하다는 것이다.

5 고지혈증약이 왜 문제가 되나?

콜레스테롤은 간에서 하이드록시메틸글루타릴-코엔자임 A 환원효소(3-hydroxy-3-methylglutaryl coenzyme A reductase, HMG-CoA reductase) 경로라고 불리는 메발로네이트 경로를 통해 합성된다. HMG-CoA 환원효소 저해제(HMG-CoA reductase inhibitor)라고 불리는 스타틴 약물들이 고지혈증을 낮춰주는 경로가 바로 여기에 있다. 그렇다고 해서 이들 약물이 심혈관 질환이나 뇌졸중 등의 심각한 질병을 모두 예방해주는 것은 아니다.

게다가 콜레스테롤이 너무 부족해지면 뇌 세포막의 기능이 약해지면서 치매가 오거나 우울증이 올 수 있다고 『그레인 브레인』의 저자 데이비드 펄머터는 강조한다. 초가삼간을 태울 수 있다는 것이다. 메발로네이트 경로에서는 콜레스테롤로 가는 경로 외에도 심장에 필요한 코엔자임 Q10이 만들어진다.

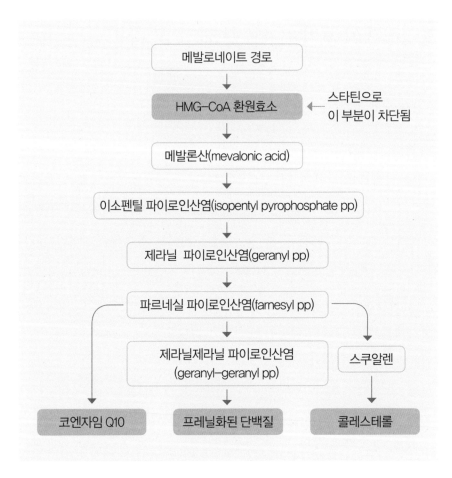

그림 3-9. 콜레스테롤이 만들어지는 경로

　고지혈증에 대부분 처방되는 스타틴 약물들의 대표적인 부작용은 간 독성과 근육 독성이다. 스타틴은 간에서 사이토크롬 P450(지용성을 수용성으로 바꿔줌)을 통해 대사되는데, 중간에 콜레스테롤을 못 만들게 하는 기전으로 고지혈증을 낮춰주긴 하지만 간에 부담을 주면서 코엔자임 Q10 성분을 억제하기도 한다. 코엔자임 Q10은 심장근육, 뇌와 일반 근육에 풍부하기 때문에 코엔자임 Q10이 부족하면 심장박동이 약해지고 근무력증, 근육통증, 만성 피로가 오며 활성산소를 없애주는 체내 항산화 기능이 약해진다.

 갱년기 여성인 경우에 스타틴 약물을 복용하면 48% 이상 혈당이 증가하는 것으로 보고된 연구도 있다. 고지혈증을 잡으려다 당뇨병이 생길 수도 있다는 얘기다.

 뇌가 최적의 기능을 발휘하기 위해서는 콜레스테롤이 필요한데 스타틴은 뇌 기능을 억제한다. 성호르몬의 기본 원료는 콜레스테롤에서 시작되기 때문에 스타틴을 장기 복용하면 성적 능력이 떨어진다. 대부분의 노인, 여성과 어린아이에게 스타틴은 위험하다. 스타틴은 오직 관상동맥질환이 심하고 염증 수치가 높은 중년 이상의 남성에게만 부분적으로 효과 있다는 것이 최근까지의 과학적 결론이다.

 식이요법, 영양치료와 한방치료를 통한 자연 치유가 오히려 특별한 부작용 없이 고지혈증을 잘 조절해줄 수 있다. 영양제로는 코엔자임 Q10, L-카르니틴, 마그네슘, 비타민 B3(니아신)와 B5(판테틴)가 효과적이다. 비타민 E(혼합 토코페롤) 또한 콜레스테롤을 낮춰주는 효과가 있고 홍국, 황련, 황금 등 역시 도움이 된다. 오메가 3과 함께 녹차 성분 역시 고지혈증의 치료에 효과적이다. 이 책에서 추천하는 음식 중에서 고지혈증과 심혈관 질환의 예방에 도움을 주는 내용도 잘 숙지하면 좋겠다.

홍국이 고지혈증에 효과적인가?

홍국 속의 유효 성분인 모나콜린(monacolin)은 HMG-CoA 환원효소를 내추럴하게 억제해주는 효능이 있기 때문에 고지혈증에 도움을 주며, 특히 저밀도 지단백 콜레스테롤을 내려주는 작용이 더욱 강하다. 스타틴 약을 복용하고 근육통이 심해서 약 복용을 중지한 62명의 환자를 대상으로 홍국을 투여하였더니 각각 12주와 24주 만에 플라시보 대조군에 비해서 저밀도 지단백 수치가 30~40 정도 떨어졌다는 임상 논문이 있다.

홍국은 중성지방과 총콜레스테롤에도 유효한 작용을 하기 때문에 협심증과 심혈관 질환을 예방하는 데 도움이 된다. 홍국 속 성분은 활성산소를 제거하는 카탈라아제 효소의 활성을 돕기 때문에 염증을 제거하면서 동시에 고지혈증을 낮춰주는 작용을 한다. 고지혈증을 낮춰주는 비타민인 니아신(B3)은 간에 부담을 주는 경우가 있고 얼굴을 화끈거리게 하는 부작용이 있기도 한데, 이런 분들께는 홍국을 더 권하는 편이다.

6 속이 쓰린데 왜 위산 부족인가?

소화 효소가 부족하면 음식이 흡수되지 않으면서 비타민 B12 또한 몸에 흡수되지 않는다. B12는 대부분 동물성 식품에서 오기 때문에 야채, 채식 위주의 식사를 하면서 어지럼증이 있는 환자분들은 따로 B12를 복용해야 한다.

만성 스트레스가 있는 분들은 소화가 잘 안 되고 속이 더부룩하며 장에 가스가 많이 찬다고 한다. 스트레스로 귀 속 전정기관의 유모세포가 피로 해지면 자율신경계, 특히 미주신경핵이 들어 있는 뇌 속의 연수 기관과 상 관관계가 많기 때문이다.

속이 쓰리기도 하고 더부룩하기도 하면 뇌 안의 히스타민이 위산을 촉발 하면서(미주신경을 통해서) 적절한 소화 효소를 분비시켜야 하는데, 만성 스트레스로 전정소뇌 기능이 약해지면 이 반사적 정상 반응이 잘 안 일어 난다.

미주신경은 부교감신경에 작용해서 마음을 안정시키고 심장박동을 부 드럽게 해주며 소화흡수를 편안히 해주면서 잠을 잘 자게 해주는 작용을 한다. 또한 장 속에서는 second brain이라고 하는 장신경총의 작용에 관 여해 감각신경으로서 장에 독소가 있거나 장 기능이 약할 때 그 신호를 뇌로 보내주면서 뇌 중에서도 감정뇌를 불안케 하거나 뇌 미세아교세포를 자극해서 염증을 일으키고 신경 퇴행화 현상을 초래하기도 한다. 아울러 미주신경 실신증(vasovagal syncope)을 유발하기도 해서 어지럽고 몸이 비틀거리며 시야가 흐릿해지면서 두통을 심하게 느끼기도 한다.

위산 억제제인 프로톤 펌프 억제제(Proton Pump Inhibitor, PPI)는 속이 더부룩하거나 쓰리거나 상관없이 위장약으로 흔히 처방되고 있는데, 강압적으로 위산이 나오지 않게 함으로써 속은 편안해진다. 문제는 결과적으로 나중에 위산이 자연스럽게 잘 분비되지 않을 가능성이 있다는 것이다. 스테로이드제를 장기간 복용하면 부신 속 부신호르몬이 자연발생적으로 잘 안 생겨나고 피임제를 많이 복용하면 나중에 임신하려고 할 때 난소호르몬이 자연적으로 잘 생겨나지 않듯이 말이다. 위산 억제제와 같은 소화제를 달고 사는 분들은 나중에 나이가 들면서 만성 위장장애와 함께 위산 부족증을 호소하지만 증상은 오히려 속 쓰림과 위산역류증이다.

미국 메이요 클리닉의 연구에 의하면 제산제를 장기적으로 복용하면 장내 유익균이 부족해지고 클로스트리디움이라는 박테리아가 더욱 기승하게 된다고 한다. 이 박테리아는 여러 위장장애(설사 등)를 일으킬 뿐더러 신경 퇴행성 질환, 자폐증, 주의력결핍, 도파민의 불균형으로 인한 불안, 흥분, 우울 등도 초래한다. 위장약을 먹었는데 설사가 나온다면 장 속에 박테리아가 많아져서 오는 부작용임을 꼭 알아야겠다.

프로톤 펌프 억제제는 허혈성 뇌졸중 위험을 높인다는 내용의 연구 결과가 2016년 미국심장학회에서 발표되었는데, 혈관 내 내피세포에서 나오는 산화질소를 억제해서 혈관을 좁히고 혈액순환이 안 되게 하는 부작용 때문이다. 2015년 미국신장사구체학회 컨퍼런스에서 발표된 연구에 의하면 프로톤 펌프 억제제를 오랜 기간 복용하면 신장질환이 발생할 수 있다고 한다. 또한 존스홉킨스대학이 발표한 연구에 의하면 1996년부터 2011년까지 1만482명을 대상으로 연구했더니 프로톤 펌프 억제제를 복용한 환자들 중 20~50%에서 신장질환이 생겼다고 한다. 다만 또 다른 위장약인 히스타민-2 차단제로 인한 위험이나 부작용은 발견되지 않았다.

역류성 식도염으로 위산이 실제로 과다하게 나오는 분들인 경우에는 유산균, 글루타민, 감초(DGL), 양배추, 비타민 C, 매스틱 검(mastic gum) 등이 도움을 준다. 특히 양배추 속의 항궤양 성분인 메틸메티오닌 설포니움 클로라이드(methylmethionine sulfonium chloride)는 비타민 U라고 해서 효능이 입증되었는데, 국내에서는 카베진이란 일반의약품으로 판매되고 있다.

7 세로토닌

세로토닌(serotonin)의 농도가 떨어지면 우울하다는 건 잘 알려진 사실이며, 그 외에도 두통, 소화불량, 비만이 오기도 한다. 세로토닌이 부족하면 달달하고 짭짤한 음식이 끌린다. 빵, 국수, 냉면, 짜장면, 피자, 파스타, 시럽 종류가 먹고 싶어진다.

요즘 많은 분들이 우울해서 항우울증약을 복용하는데, 대부분 세로토닌이 뇌 속에서 지속적으로 오래 남게 하는 처방약들이다. 한국에서 자살률이 높은 이유 중의 하나가 우울증이 많은 데 반해서 외국에 비해 항우울증약이나 적극적인 우울증 자연 치유 방법을 쓰지 않아서 그렇다는 얘기도 있다.

대한민국만큼 스트레스가 넘치는 나라가 어디 있을까?

어릴 때부터 힘들게 공부하다가 남자라면 군대에 가서 나라를 위해 복무하지만 개인적으로는 많은 육체적, 정신적 스트레스를 받는 것이 사실이다. 좋은 대학에 들어가려고 중고등학교 시절에 밤잠 설쳐가며 공부한다. 대학을 나오면 또 회사에 들어가려고 수험생 생활을 몇 년 해서 원하는 회사에 들어가지만 회사 내 미생생활로 접어들면서 직장 상사나 후배, 환경에 의해서 늘 스트레스에 시달린다. 결혼을 하는 과정에서 불필요한 혼수

장만으로 인해 혼수상태가 되는 건 기본이고 결혼 후에도 아기를 낳으면 출산 및 육아 스트레스 또한 부담이 되는 건 어쩔 수 없는 현실이다.

이러다 보니 오래된 만성 스트레스가 면역력을 억제하게 되며, 특히 위와 장 속의 장벽을 허물고 수많은 염증성 면역물질들이 만연하면서 혈관과 신경을 타고 뇌로 올라간다. 뇌혈관장벽 또한 파괴되면서 뇌 속의 청소부 역할을 하는 뇌 미세아교세포가 흥분하게 되면 뇌신경 퇴행성 질환이 오는데, 그 중 하나가 우울증이고 이것마저 오래 되면 파킨슨병, 치매나 중풍이 오게 된다.

스트레스를 받으면 제일 먼저 소화가 안 되고 장이 안 좋아져서 설사나 변비가 뒤따르게 된다. 그런데 대부분의 세로토닌은 뇌에서 만들어지는 것이 아니라 장 속에서 만들어진다. 장이 안 좋으면 뇌가 안 좋고 세로토닌이 부족해지면서 우울증이 온다는 것은 이제는 상식이 되었다.

맛있고 건강한 음식을 좋은 사람들과 함께 먹는 한 끼 밥상머리 음식은 기분도 즐겁게 하고 세로토닌도 풍부히 나오게 하니 하루 세 끼 음식을 즐겁게 잘 먹는 것이 나이가 들면서 더욱 중요하다. 치매나 파킨슨병이 온다는 보이지 않는 징조가 바로 냄새를 잘 못 맡으면서 식욕이 떨어지는 것이라는 논문들이 쏟아져 나오고 있음을 알아야 한다.

아미노산인 트립토판(tryptophan)은 5-하이드록시트립토판(5-HTP)을 거쳐서 세로토닌으로 바뀌어가는데, 이때 필요한 영양소들이 철분과 비타민 B6다. 이 두 가지 영양소가 부족하면 세로토닌도 부족한 것은 자명한 사실이다. 다음 그림에서 보듯이 세로토닌은 멜라토닌으로 다시 바뀌면서 밤에 숙면을 취하게 해준다.

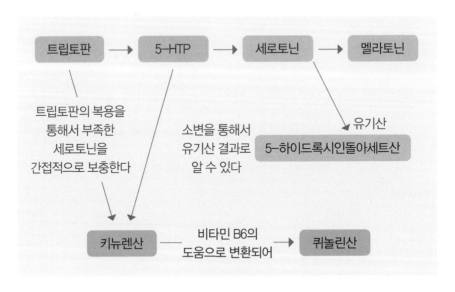

그림 3-10. 세로토닌 경로

만성 스트레스, 염증 및 소화장애에 시달리고 MSG 같은 첨가제가 많은 음식을 먹게 되면 트립토판에서 세로토닌으로 가는 경로로 제대로 가지 못하고 삼천포로 빠지게 된다. 이때 나오는 물질이 퀴놀린산(quinolinic acid)인데, 이는 뇌에 독성물질로 작용해서 신경세포를 파괴하고 만성 통증을 초래하게 된다.

8 도파민

도파민(dopamine)은 동기를 만드는 신경전달물질로서 부족하면 누구든 중독증이 온다. 도파민이 부족하면 의욕도 없고 만사 귀찮으며 무기력해져 커피, 술과 담배 같은 것이 당기게 된다. 중뇌의 복측피개부(ventral tegmental area)에서 출발하는 도파민 경로는 전두엽, 기저핵과 감정뇌 모두에게 도파민 은혜를 주게 되면서 정확한 판단, 예리한 감각, 민첩한 행동거지 등을 유지케 해준다. 따라서 도파민이 부족하면 판단 및 실행 능력이 약해지고, 일하기 싫고 꾸물거리며, 비만해지면서 기분도 우울하게 된다. 40대에서 50대에 이런 증상들이 서서히 오기 시작한다.

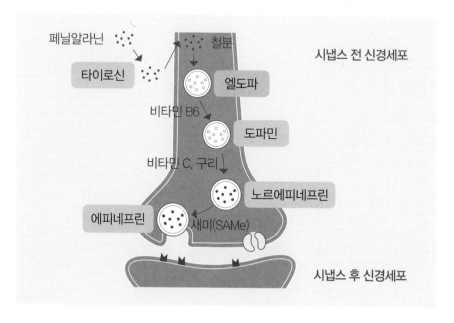

그림 3-11. 도파민 경로

그림 3–12처럼 타이로신(tyrosine)–엘도파(L–dopa) – 도파민(dopamine) – 노르에피네프린(norepinephrine) – 에피네프린(epinephrine) 순서대로 물질이 바뀌면서 뇌 안에서 강력한 자극과 흥분성 신경전달을 일으키는데, 중간 중간에 필요한 보조물질이 철분, 비타민 B6, 비타민 C, 구리 등이다.

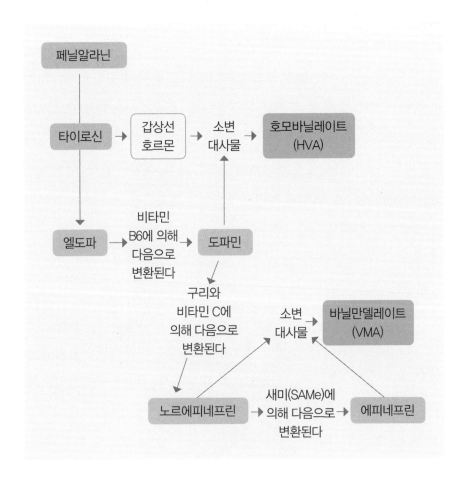

그림 3–12. 도파민 변환

도파민의 부족은 HVA로 알 수 있고 에피네프린의 부족은 VMA로 알 수 있다.

파킨슨병 환자나 하지불안증 환자에게 구리와 함께 도파민을 처방해주는 이유가 앞쪽 그림에 나와 있다. 그런데 철분은 반드시 부족할 때에만 복용해야 한다. 혈액검사에서 헤모글로빈 및 적혈구 수치만 갖고는 안 되고 저장철인 페리틴(ferritin) 수치를 꼭 확인해서 30 이하일 때에만 철분을 복용한다. 그렇지 않을 때 과잉으로 복용하면 몸속에 박테리아 등의 세균이 번식하고 간염 등을 유발할 수도 있으니 주의를 기울여야 한다. 철분은 양날의 칼이라서 부족하면 빈혈이 오고 많으면 염증이 생긴다.

사상의학적으로 태양인들에서 도파민이 많은 것을 볼 수 있는데, 이들은 대개 강인하고 유연하면서 빠르며 재치가 있다. 몸 상태가 좋을 때 도파민 체질의 사람들은 서슬이 푸르다. 개콘에 나왔던 나쁜 남자는 왠지 도파민에 가깝다. 도파민이 많이 분비되는 뇌 안의 흑질은 색깔이 어둡다. 어둠속의 강렬한 부정적 에너지가 도파민이다. 반드시 필요하지만 지나치면 오버맨이다.

아이들의 주의력결핍장애인 경우에는 오히려 이러한 도파민이 부족일 때가 많아서 도파민을 많이 분비케 하는 신경정신과 약물인 리탈린이 사용되기도 한다.

도파민 체질은 한마디로 위풍당당, 의기양양, 전도양양 등등 양양거리기 일쑤다. 상대방에 대한 강력한 비판력은 있지만 반대로 남이 뭐라 하면 아주 질색을 한다. 일을 할 때 강한 추진력으로 계속 집중하고 일한 것에 자부심을 늘 갖고 있다. 전략적 사고, 선구자적으로 사람들을 이끄는 리더십, 미래에 대한 강력한 비전, 실용주의적 사고 등은 큰일을 도모할 때 가장 효율적으로 작동케 해주고 끊임없이 파고들며 사람들을 이끄는 좋은 장점 또한 많은 것이 사실이다.

바람과 같은 존재라고 해야 할까? 늘 경쟁적이고 피곤을 모르며 항상 남보다 앞서려고 한다. 실제로 새벽형 인간들이 태양인에서 많다. 태양인은 아침잠이 없다. 새벽에 늘 깨어 있다. 목은 가늘고 길며 머리는 상대적으로 커 보이는 스타일이 태양인이다. 늘 목을 길게 빼고 앞을 보며 자신을 닦달하면서 주변 조직이나 가족마저도 독려하며 앞을 진두지휘하는 전략적 CEO형인 셈이다. 후퇴보다는 전진을 하고 아래보다는 위를 쳐다보는 미래지향적 태양인. 비즈니스로는 CEO 스타일이지만 무속인에서도 많이 볼 수 있다. 그들은 위를 보며 기도하고 춤춘다. 좌우로 추는 춤조차도 꺼려하면서 하늘을 향해 상하로 춤을 신명나게 춘다. 태양인은 춤을 춰도 위아래로 덩더쿵 춘다.

도파민 체질은 합리성을 최우선시하다 보니까 결국 인간적인 부분에서 늘 부족하다. 상대방의 감정과 생각을 읽어내는 것이 참으로 힘든 것 또한 도파민 체질이면서 태양인 체질이다. 자신은 상대방에게 아주 잘 대해준다고 하는 반면 상대방이 왜 자신에게 불쑥 화를 내고야 마는지를 이해하지 못하고 어리둥절해한다.

사랑, 애정, 자상함, 돌봄, 타인의 감정 이해, 모범 가장, 자상한 현모양처. 이러한 것들이 대부분 부족한 도파민 체질은 반드시 배우자로 세로토닌이나 가바가 풍부한 태음인 또는 소음인 체질을 만나야 좋을 것이다.

태양인은 도파민이 풍부하다 보니까 예의가 없다. 싸가지가 없는 사람이 많다. 남을 우습게보기도 하고(사실은 태양인 자신은 남을 잘 배려해준다고 생각하는 경향이 많지만) 업신여기는 일이 많다. 천상천하 you are 독존인 셈이다. 태양인은 간이 약하다 보니 술에 약하다. 하지만 술을 더 좋아한다. 술을 좋아하지만 많이 마시면 상태가 안 좋아진다.

자신의 약점인 간을 보호하려면 술을 끊어야 하는데 오히려 오버하느라 술을 더 마신다. 그것이 알레르기다. 몸에 맞지 않으면 먹지 말아야 하는데 미숙한 인간은 오히려 맞지 않는 것을 더욱 탐한다. 병을 악화시키는 원인이 된다. 남녀지간 또한 마찬가지다. 분명 저 사람이 아닌데도 자꾸만 끌리고 좋아진다면 알레르기다. 나랑 맞는 사람이 아니다. 피해야 한다. 하지만 인간인지라 맞지 않는 인간이 더 좋아지는 걸 어떡하랴? 결국 내 팔자라고 평생 후회하며 사는 일만 남았을 뿐. 눈 밝은 앞쪽 뇌가 발달한 인간이라면 현명했으리라. 앞쪽 뇌의 가운데 아래쪽에는 눈과 관련한 정서적 신경–전달기관이 눈에 근접해 있다. 눈 밝은 지혜로운 인간은 앞쪽 뇌가 발달할 수밖에 없다.

정상적인 태양인이라면 도파민이 적절히 분포되어 있다. 물론 다른 체질보다는 도파민이 상대적으로 우위인 것만은 틀림없지만. 하지만 태양인이 상태가 안 좋아지면 도파민이 과다하거나 부족해진다. 도파민이 부족한 태양인은 바로 술을 탐하게 된다. 술은 초기에 도파민을 일시적으로 자극해서 만들어주기 때문이다. 술을 마시기 시작해서 1~2시간은 도파민 독무대가 되는 셈이다. 도파민 독무대의 상태는 태양인에게 기쁨, 자신감과 황홀감까지도 느끼게 해준다. 쾌락(pleasure)과 보상(reward)이다.

그런데 이 도파민은 오래가지 못한다. 그리고 감정과 관련이 깊다. 도파민이 많으면 기쁨, 도취감과 환상적 충만감을 주지만 마찬가지로 성질을 내게도 하면서 인간을 어둡고 부정적으로도 만든다.

어두움, 담배, 특히 시가, 레드와인, 어두운 색깔의 재즈 음악, 블루스 음악, 섹스 등은 모두 도파민 색깔이다. 어느 하나를 탐내면 모두 다 한꺼번에 감정이 흘러간다. 어두운 재즈 바에서 시가를 물고 와인을 마시면서 블랙 유머를 주고받는다면 그들은 도파민 카페의 동아리다. 도파민 전구물질이 있는 허브인 벨벳콩(Mucuna pruriens)에는 마그네슘, 칼슘, 철, 망간, 인, 아연 및 구리를 비롯한 다양한 영양소가 풍부하다. 실제로 환자에게 응용해보면 파킨슨병, 학습장애나 하지불안증에 도움이 되며, 한약에서 조구등과 감국이 같은 작용을 한다.

술이 뇌에 어떻게 영향을 미치는지 잠시 알아보자

기저핵 도파민이 부족한 사람일수록 알코올이 당긴다. 즉 우울하고 의욕이 없으면 도파민을 원하기 때문에 알코올이 당긴다. 부신과 비슷하다.

알코올은 전두엽의 억제 기능을 억제한다(disinhibition). 알코올은 처음에 도파민을 증가시켜서 측좌핵(nucleus accumben)과 해마(hippocampus)에서 보상과 쾌락을 느끼게 한다. 하지만 오래 마시거나 많이 마시면 도파민이 부족해지고야 만다. 그래서 불안, 분노, 음식에 대한 중독증이 생긴다.

결국 술 마시고 취하면 처음에는 도파민으로 인해 즐겁고 떠들썩하며 의기양양하다가 오버되면 인상 쓰고 불안해지며 더 마시게 되고 욕설과 섹스가 난무하고야 만다.

술의 또 다른 문제는 글루타메이트를 자극한다는 것이다. 글루타메이트가 활성화되면 결국 신경세포의 파괴를 초래한다. 뇌를 자양해주는 뇌유래 신경영양 인자(BDNF, 뇌세포의 기능과 생존력을 강화하는 단백질)의 작동이 멈추게 되는 것이다. 결국 조금이라도 더 즐거움을 느끼려고 술을 더 마시게 되는 원리다.

9 술, 이제 그만 마셔야 하는 가바(GABA)요!

술을 마시면 모노아민 산화효소(MAO) 억제 과정을 통해 도파민, 가바, 세로토닌이 모두 일시적으로 증가한다. 가장 빠른 활동을 하는 도파민이 먼저 상승하면서 기쁨, 도취감, 자신감 등을 즐기게 된다. 하지만 가바 또한 도파민을 따라 서서히 증가하기 때문에 즐겁게 떠들고 기쁨을 만끽하지만 술을 계속 마시면 도파민은 감퇴하고 가바는 좀 더 지속되면서 이완, 진정을 시키는 것이 도가 지나친다. 따라서 몸이 아주 느슨하게 쳐지고 흐느적거리며 마음이 풀어지면서 상태가 나빠져 맛이 가는 과정을 겪고야 만다.

가바의 수용체가 이제는 작동이 잘 안 되다 보니 뇌가 가바의 쾌감을 느끼기 위해 무의식적으로 술을 계속 퍼마시는 반복적인 동작을 하게 한다. 세로토닌 또한 처음 술이 들어갈 때 상승하긴 하지만 바로 쉽게 사라지기 때문에 계속 술을 마시게 하는 또 하나의 요인으로 작용한다. 술을 늘 마시는 사람들은 술을 안 마시는 동안에 상대적으로 글루타메이트가 오버하기 때문에 구역질, 불안, 불면, 발작, 심리장애 등을 일으키기도 한다.

매일 술 마시길 좋아하는 사람은 세로토닌이 부족하다. 며칠 지나면 꼭 술 생각이 나는 사람은 가바가 부족하다. 평소 안 마시다가 한번 마시면 끝장을 보는 사람은 도파민이 부족하다. 술 마실 때 표정하나 감정하나 흐트러지지 않고 진지하게 마시는 사람은 도파민이 평소에 많은 사람이다. 술

마실 때 웃었다 횡설수설 욕했다 싸웠다 반복하는 사람은 도파민과 세로토닌이 평소에 균형이 맞지 않는 사람이다. 어쨌든 술을 즐기고 좋아하는 사람은 도파민, 가바, 세로토닌, 글루타메이트가 모두 균형이 맞지 않는 사람이다.

10 라면인건가? 사노라면?

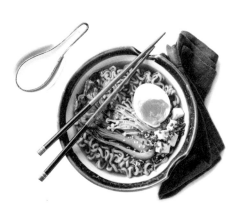

『과자, 내 아이를 해치는 달콤한 유혹』을
읽고서…

　라면 중 가장 오래된 라면은? 사노라면이다. 말도 안 되는 라면은 역시 바
다가 육지라면이고 힐링이 되는 라면은 클래스콰이의 훈남 알렉스의 함께
라면이다. 금오 선생님 밑에서 수련생활을 하던 80년대에 일주일 하루 세
끼를 라면으로 떼운 적이 있다. 라면도 비싸서 가장 싼 군대식 라면으로 먹
었는데, 일주일 먹었더니 피부 발진에 설사, 변비, 불면, 부르튼 얼굴 등등
말이 아니었지만 영양가를 공부할 정도의 여유가 있던 시절은 아니었다.

　악동뮤지션의 라면인건가를 보면
　날마다 찬장을 열어보면 어제 먹고 남은 반 쪼가리
　라면인건가 라면인건가 라면인건가
　………………………
　티비에 비친 내 모습은 점점 비만이 돼 가
　나의 미래가 being like 띵띵 불어버린
　라면인건가 라면인건가 라면인건가

계속 라면을 먹어대어 살이 쪄가고 띵띵 불어터진 자신의 삶을 라면에 비유한 노래다.

라면은 정말 맛있지만 문제는 무얼까? 라면 자체다.

면발과 스프는 모두 건강 측면에서 문제가 많다.

『과자, 내 아이를 해치는 달콤한 유혹』책을 보면 자세히 나와 있다.

이 책에는 다음과 같은 내용들이 있다.

흰 밀가루와 첨가물이 에브리씽이다.

인공조미료, 향료, 색소, 유화제, 안정제, 산화방지제, 점조제 등등.

인스턴트 라면의 문제는 여기서 끝나지 않는다.

인스턴트 라면의 제조 공정을 보면…

면발 성형 후 먼저 섭씨 100도 이상의 증숙 과정을 거치고 다시 150도 전후의 유탕 처리 과정을 거친다. 소비자는 먹기 전에 또 끓는 물에 삶는데, 여러 차례 열처리가 된 탄수화물은 입자가 작아지고 성겨지면서 인체에 들어오면 쉽게 소화 흡수되어 당지수(glycemic index, GI)가 아주 빠르게 올라간다.

탄수화물 농도가 높을 뿐만 아니라 가공 처리, 열처리가 많이 될수록 더욱 당지수가 높아져 혈당이 순간 높게 형성되면서 인슐린 작용이 급격히 피크를 이룬다. 이런 음식을 자주 먹게 되면 인슐린 저항증이 생기는 것은 당연지수다.

라면 속의 면/소맥분, 팜유, 감자전분, 초산전분, 정제염, 글루탐산, 정백당 등등. 자세한 내용을 알면 라면을 먹으면서 소화가 안 될 것이다.

정말 배고프고 먹을 게 없을 때 먹는 라면은 순간 배고픔을 잊게 해주는 맛있는 음식일 수 있으나, 항상 즐겨 먹는다면 함께 라면, 사노라면과 바다가 육지라면 모두 가정법이 될 것이다.

10센치 노래 Fine Thank you and you에도 라면 얘기가 나온다.

너의 예길 들었어 너는 매일 30평에 사는구나
난 매일 라면만 먹어
나이를 먹어도 입맛이 안 변해

이 노래를 들어봐도 라면은 마지못해 먹고살기 위한 생계형 음식임에 틀림없다. 라면은 칼로리, 단백질, 탄수화물, 지방이 다 들어 있어서 영양소가 부족하고 급하지만 먹을 게 없는 분들에게는 필요할 수도 있으니 현명하게 판단해서 먹어야 한다.

"라면을 먹어야 하는 건가?" 하면서….

11 청량음료와 에너지 드링크, 맹물과의 관계는?

청량음료인 콜라, 사이다 등의 성분들은 이미 많은 합성제로 섞여 있음을 모두 알고 있다. 액상과당, 탄산가스, 캐러멜 색소, 인산, 향료. 이 다섯 가지가 대표적이다.

인산 성분은 우리의 뼈나 에너지 대사에 필요한 성분이지만 칼슘 대사와의 길항 작용으로 뼈를 약하게 할 가능성은 차치하고라도 정신적 문제 또한 일으킬 수도 있다. 카페인은 커피에서보다는 적은 양이지만 늘 마시게 되면 교감신경을 흥분시킨다. 캐러멜 색소 또한 화학적 공정을 통해 만들어져 인체에 좋을 리 없고 유전적 인자에도 영향을 미친다. 코카콜라와 펩시콜라의 광고 마케팅을 보면 정말 콜라를 마시고 싶어진다. 감성을 파고들기 때문일 것이다. 이성적으로 생각해야 하는 음료수다.

『과자, 내 아이를 해치는 달콤한 유혹』에 나와 있는 내용이다.

드링크류 청량음료는 어떤가?

드링크류 청량음료에도 영양소들이 듬뿍 담겨 있지만 역시 맛을 내기 위해서 많은 첨가제가 들어 있다. 당도계로 재보면 11g의 정제당이 들어 있다고 한다. 100㎖당.

카페인 역시 우리의 각성을 위해서 존재하지만 지속적으로 마신다면 신경계는 흥분할 것이다. 또 다른 첨가제는 안식향산나트륨이다(sodium benzoate). 안식향산나트륨은 방부제다. 이것을 사료로 사육시킨 쥐는 4주 만에 신경과민, 요실금, 경련증의 증상을 보이며 사망했다고 한다. 개를 대상으로 한 실험에서도 역시 간질성 경련을 일으키며 사망한 것으로 나타났다.

인간은 물론 다를 것이다 안심해본다. 환자 중에 평생 에너지 드링크류를 드시고 편두통을 그때그때 임시방편으로 해결하신 분이 계시다. 끊을 수도 없다고 하신다. 대단한 중독성이다. 정제당, 향료, 각성물질과 방부제 같은 화학물질들이 섞여 있는 에너지 드링크를 통해 잠시 에너지를 얻을 수 있지만 영원할 수는 없을 것이다.

맛 하나도 없는 맹물을 마시는 것이 담담한 진리다. 노란우유, 바나나우유는 어떨까? 책의 저자 안병수는 적나라하게 설명한다. 바나나우유에는 바나나가 없다. 액상과당, 백설탕, 치자황색소, 바나나향이 있다고….

심한 정제당으로 인해 혈당 조절 문제를 일으킬 가능성이 있다. 뿐만 아니라 치자황색소의 노란 색소는 천연이지만 일본 식품 첨가물 평가 일람에는 위험 등급 3급으로 기재되어 있다. 바나나의 깊은 맛인 향료는 수백 가지 화학물질로 이루어져 있어서 호르몬 문제, 알레르기 문제 등등 많은 질환의 원인이 될 수 있다. 초코우유와 커피우유는 어떨까? 그건 독자들의 상상에 맡긴다.

12 누구나 부족한 마그네슘 미러클

　머리카락의 미네랄 성분을 분석해보면 대부분의 사람들에서 마그네슘과 아연이 부족한 반면 칼슘은 지나치게 많이 나온다. 미국의 경우만 봐도 예전 사람들은 하루 마그네슘 섭취량이 800~1,500mg으로 칼슘과 마그네슘의 비율이 1:1이었다. 그러나 요즘 사람들은 마그네슘을 하루에 200~300mg밖에 섭취하지 않는다. 칼슘은 너무 심하게 섭취한다. 칼슘과 마그네슘의 비율이 적게는 5:1에서 15:1에 이른다.

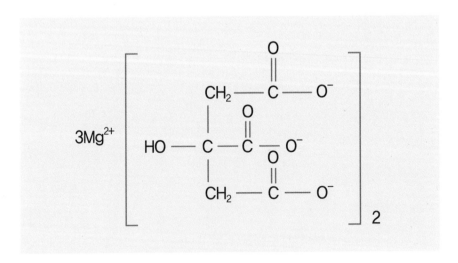

그림 3-13. 구연산 마그네슘 화학식

　마그네슘은 칼슘과 길항 작용을 보인다. 칼슘은 신경을 흥분시키고 마그네슘은 억제한다. 신경말단의 뒤쪽 수용체의 기능을 억제하는 것이 마그네슘이다. 스트레스를 받아 신경이 과잉으로 흥분하면 활동전위(action potential)가 과잉 흥분하면서 탈분극 과정을 겪는데, 여기에 관여하는 흥분성 미네랄이 칼슘과 나트륨이다. 칼륨과 마그네슘은 억제성으로 작용한다. 칼륨은 너무 많으면 사람이 죽는다. 마그네슘은 비교적 상당히 안정된 영양소로서 스트레스로 인한 대부분의 증상을 호전시키는 데 필수적이다.

40대 이후의 여성들이 뼈를 튼튼히 하고 골다공증을 예방하기 위해 칼슘을 많이 섭취하지만 실제로 뼈 속에는 칼슘만 있는 것이 아니다. 축구나 야구에서 메시나 류현진만 있다고 게임이 끝나는 게 아니다. 칼슘 외에도 마그네슘, 붕소, 인산, 단백질, 호르몬, 비타민 D 등등 무수한 성분들이 함께 공존해야 한다. 칼슘은 주로 세포 밖에 있다가 세포 내의 활성화를 위해 전기적 자극이 필요할 때 세포막이 열리면서 들어가게 되는데, 너무 많이 들어가면 문제가 생긴다.

예를 들어 칼슘이 심장의 관상동맥 속 평활근에 한꺼번에 들어가면 동맥이 막히면서 협심증을 유발할 수 있다. 칼슘이 측두뇌의 혈관에 너무 많이 들어가면 편두통을 일으킬 수 있고, 폐 속의 평활근에 너무 많이 들어가면 천식이 생길 수 있으며, 뇌로 너무 많이 들어가면 에너지의 과도한 소비를 가져와 뇌세포가 죽기도 한다. 이 때문에 고혈압, 심장병, 편두통, 천식에는 칼슘이 들어가는 채널을 차단하는 약을 쓴다. 그런데 마그네슘이야말로 자연적인 칼슘 채널 차단제라고 할 수 있다.

1995년 갤럽 조사에 의하면 미국인들의 72%가 마그네슘이 부족하다고 했는데, 지금은 더욱 심할 것이다. 한국인 또한 여기서 예외일 수가 없다.

마그네슘이 부족하면 심장병, 돌발사, 당뇨, 고혈압, 천식, 만성 기관지염, 만성 피로, 편두통, 근육경련, 생리전증후군, 우울증, 어지럼증, 이명 등을 불러일으킨다. 만일 이 상태에서 식품 첨가제인 아스파탐이나 MSG 등을 많이 먹게 되면 뇌신경장애를 일으킬 가능성이 더욱 커진다.

마그네슘은 특히 혈액 중에 인슐린이 많은 환자들에서 부족하다. 즉 혈액 중 인슐린 과다로 당뇨, 고혈압, 심장병, 고지혈증, 비만 등을 앓고 있는 사람들은 마그네슘이 부족하다. 이뇨제를 쓰는 환자들도 마그네슘이 부족하다. 마그네슘은 magnesium citrate 및 malate 형태가 가장 효과적이고 흡수가 잘된다.

뇌신경과 신경간 채널에 자극을 주면서 뇌를 상호교감하게 하고 건강하게 해주는 작용을 시냅스 가소성(synaptic plasticity)이라고 한다. 여기에 관여하는 마그네슘은 magnesium threonate 형태로서 뇌로 들어가 기억력, 학습, 집중력과 숙면 작용을 돕는다. Magnesium citrate 및 threonate, 이 두 가지 종류를 기억하면 좋겠다.

우리 인체의 300가지 다양한 효소와 늘 함께 작용하는 마그네슘의 기본적인 역할은 다음과 같다.

1 에너지 발생: ATP 생성
2 뼈와 관절 보호
3 혈관 벽의 긴장도 이완
4 심장근육 강화
5 위장관의 연동운동 강화

6   혈당 조절

마그네슘이 치료하는 질환은 다음과 같다.

1   섬유근통
2   심방세동
3   제2형 당뇨병
4   생리전증후군
5   심혈관 장애
6   편두통
7   어지럼증과 이명
8   노화
9   급작스런 사망

원인모를 급성 심장병의 원인은 호모시스테인 과다와 마그네슘 부족이다. 마그네슘은 또한 간 해독 대사에 관여한다. 항산화 능력의 가장 큰 종결자가 글루타티온(glutathione)인데, 글루타티온의 합성에 관여하는 물질이 마그네슘이다.

마그네슘 부족은 어떻게 아는가? 혈중 마그네슘 검사는 정확하지 않다. 미국에서는 Spectacell Lab의 임파구 내 적정 마그네슘 함량을 알아보는 검사가 가장 정확하고 그 외에도 적혈구 내의 영양 상태를 검사하는 다양한 검사가 있는데, 한국에는 별로 없다. 소변 유기산(organic acid) 검사를 해보면 간접적으로 마그네슘 부족을 알 수 있지만 아주 정확하지는 않다.

마그네슘이 부족하면 다음과 같은 질병으로 더욱 연결된다.

1   손발 저림

2   근육통

3   간질발작

4   심리적 장애

5   부정맥

6   심혈관 질환

마그네슘이 부족할 때 초기에 느끼는 증상은 다음과 같다.

1   식욕 저하

2   두통

3   어지럼, 오심과 구역감

4   만성 피로

마그네슘이 부족하면 우선 눈 밑이 떨린다. 가장 작은 근육인 눈 밑 근육이 약해지면서 실룩거리게 된다. 다리에 쥐가 나고 손발이 저려도 마그네슘 부족과 관련이 있다. 머리에 쥐가 나거나 뒷골이 당긴다는 사람들 또한 마그네슘 부족이다. 생리전증후군(PMS) 역시 마그네슘 부족이라서 그런 여성에게는 늘 생리 전 며칠 동안 마그네슘 1,000mg을 복용하라고 한다. 대부분 효과적이다. 세포 안으로 신경 자극이 들어올 때 칼슘은 신경을 흥분시키고 마그네슘은 억제한다.

미원 등 첨가제(MSG)가 해로운 이유는 글루타메이트(glutamate)가 NMDA 수용체를 자극하면서 칼슘을 들어오게 하고 신경세포 괴사를 유발하기 때문이다. 이때 마그네슘과 타우린이 충분하면 예방할 수 있다.

아이들이 과자, 아이스크림, 초콜릿을 먹고는 흥분하고 불안해지면서 이상한 동작들을 일으키는 경우가 있는데, 이때 바로 마그네슘을 먹이면 즉시 진정된다. 간질발작에도 마그네슘이 효과적인 이유다.

마그네슘 부족일 때 일견 생각나는 것이 클로로필이다. 클로로필은 식물이 태양 광선의 에너지를 받아들여 에너지로 바꿔주게 하는데, 화학 구조를 보면 정 가운데에 마그네슘이 들어 있다. 마그네슘이 없다면 식물은 광합성 작용을 할 수 없는 것이다. 우리 인체의 헤모글로빈과 유사하나, 클로로필의 중심에는 마그네슘이 있고 헤모글로빈의 가운데에는 철분이 있는 것이 차이점이다.

녹색 채소를 먹으면 대부분 충분히 마그네슘을 섭취할 수 있지만 요즘 야채들은 퀄리티가 너무 떨어진다. 토양 자체가 수준이 워낙 떨어지기 때문에 마그네슘을 얻기 위해서는 유기농 방법으로 경작하는 토양이 절대적으로 필요하다.

시금치, 아몬드, 호박씨, 해바라기 씨, 참깨에 마그네슘이 많다. 아보카도 또한 마그네슘이 풍부하다. 이렇게 먹어도 마그네슘이 대부분 부족하니 문제다.

마그네슘이 정말 부족한 사람들이 있다.

1 소화 기능이 약해서 마그네슘이 흡수되지 않는 사람들
2 과음하면 마그네슘의 손실이 심하다.
3 콩팥 기능이 약하면 마그네슘이 소변으로 누설된다.
4 노화
5 당뇨 환자
6 이뇨제, 항생제 등은 마그네슘의 부족을 일으킨다.
7 어지럼증 및 이명 환자들

마그네슘 영양제로 우리가 필요한 마그네슘을 섭취할 수 있는데 종류가
다양하다.

1 Magnesium glycinate: 킬레이션된 형태로서 흡수가 잘되면서 실
   제로 인체에서 잘 작동한다.
2 Magnesium oxide: 한국에서 쓸 수 있는 형태인데 변을 무르게 해
   주고 60% 정도의 마그네슘을 갖고 있다. 가장 값이 싼 형태다.
3 Magnesium chloride/lacate: 오직 12%의 마그네슘만 갖고 있는데
   한국에서 허용된 마그네슘 형태다. 흡수 면에서는 oxide보다 낫다.
4 Magnesium sulfate/hydroxide: 변을 무르게 해주는 성분과 황 성
   분이 있어서 해독에도 도움이 된다. 과하면 부작용이 나타나기도 한
   다. 이걸 많이 먹으면 냄새가 많이 난다.
5 Magnesium citrate: 변을 무르게 해주는 좋은 마그네슘이다. 미토
   콘드리아의 에너지 대사에 쓰이는 citric acid가 있어서 에너지 대사

에도 도움을 준다. Magnesium malate 역시 미토콘드리아 속에서 에너지를 만들 때 쓰이는 형태로서 시트레이트와 함께 콜라보를 이룬다.

6 Magnesium threonate: 가장 좋은 마그네슘인데 한국에서는 구경할 수 없다. 뇌 속으로 들어가 정신을 편안하게 하고 집중력에 도움을 준다.

마그네슘이 많으면 설사를 하므로 설사가 생기면 마그네슘을 줄이거나 복용을 중단해야 한다. 마그네슘은 부작용이 거의 없으므로 안심하고 하루에 1,000~1,500mg까지 복용하면 된다.

13 유산균은 왜 좋은가?

장내 유산균은 단순히 장을 튼튼하게 하는 것이 아니라 뇌와 늘 소통한다. 장 속 좋은 친구들이 뇌질환의 위험을 감소시키는 3가지 이유는 다음과 같다.

1 유산균은 염증 조절을 돕는다. 장내 박테리아의 균형과 다양성을 통해서 몸속 염증 반응의 조절이 가능하다. 어지럼증이 좋아지는 이유다. 좋은 박테리아가 충분히 있는 경우에 몸과 뇌 안에서 염증 물질들의 생성이 억제된다. 염증이란 것은 인체 안에서 당뇨병, 암, 관상동맥질환, 알츠하이머, 어지럼증을 포함한 모든 퇴행성 질환의 원인이 된다.

2 유산균은 장벽을 강화하고 장내 투과성을 보호한다. 장내 박테리아의 불균형으로 인해 장누수 증후군이 생기면 보통 장 속에만 존재하는 다양한 단백질들이 장벽을 뚫고 면역계를 교란하게 된다. 이런 시나리오를 통해서 면역반응이 생기면서 다시 염증을 유발한다. 특정 약물이나 병균, 스트레스, 유해 환경 독소, 고혈당, 글루텐 같은 성분 등 다양한 요소가 장 투과성을 증가시키면 어지럼증이 심해진다.

3 유산균은 BDNF나 B12 같은 다양한 비타민, 심지어 글루타메이트

와 가바(GABA) 같은 신경전달물질 등 뇌 건강을 위한 화학물질들을 생성한다. 유산균은 또한 폴리페놀 같은 특정 음식에서 발생된 물질을 더 작은 항염증 물질로 발효시켜 혈액을 통해서 흡수되게 함으로써 궁극적으로 뇌를 보호한다. 뇌 건강은 비타민 B12, 가바 및 BDNF 부족과 관련이 많은데, 이 세 가지 모두 장 속의 좋은 균이 많을수록 증가한다. 한방의 담적도 이와 무관하지 않다. B12가 부족하면 빈혈(악성 빈혈), 어지럼증, 손발 저림, 우울증 등 4가지 증상을 보인다. 위−소장 부근에서 B12가 흡수되는데, 소화 능력이 떨어지고 제산제를 과다 복용하며 장내 유산균이 부족하면 B12 결핍을 초래하고야 만다.

유산균은 좋다고만 하지 실제로 어떤 유산균이 어디에 좋은지에 대해서는 그다지 관심이 없다. 대표적인 유산균의 종류별 효능을 간략히 정리해 본다.

1. 락토바실러스 아시도필루스(Lactobacillus acidophilus): 곰팡이 균을 없애서 몸속 독성을 제거해주는 작용을 하면서 콜레스테롤의 조절에 도움을 주는 유산균이다.

2. 락토바실러스 브레비스(L. Brevis): 자연살해세포(NK)를 증가시켜서 유해균을 제거하고 뇌 성장호르몬인 BDNF를 활성화한다.

3. 락토바실러스 플란타룸(L. Plantarum): 장내 세포벽을 보호해서 장누수 증후군을 예방하고 감염이나 염증을 제거하며 알레르기 증상까지 해결하는 데 도움을 준다.

4. 비피도박테리움 락티스(Bifidobacterium lactis): 속이 쓰리고 설

사를 하며 소화가 안 되는 경우에 가장 도움을 주고 면역력 활성화에도 한몫을 한다.

5   비피도박테리움 론굼(B. Longum): 락토바실러스 아시도필루스와 함께 콜레스테롤의 조절에 도움을 준다. 알레르기 증상, 설사와 음식 알레르기에도 도움이 되고 항산화 능력이 있다. 락토바실러스 브레비스와 함께 뇌 BDNF의 활성화에 효과적이다.

장 세포벽을 튼튼히 하고 면역을 보호해주는 두 가지의 유산균은 다음과 같다.

Lactobacilli, Bifidobacteria

장내 건강을 위한 유산균의 종류는 다음과 같이 정리할 수 있다.

Lactobacillus acidophilus, Lactobacillus salivarius, Lactobacillus casei, Bifidobacterium bifidum, Bifidobacterium lactis, Streptococcus thermophilus

면역 보호를 위한 유산균의 종류는 다음과 같다.

1   비피도박테리움 론굼(B. longum): 장 세포막을 보호하면서 좋은 면역 매개물질을 돕고 점막(위장관, 코, 목, 눈)을 보호한다. 알레르기에 효과적인 셈이다.

2 　비피도박테리움 락티스와 락토바실러스 아시도필루스(B. lactis & L. acidophilus): 코, 귀 및 목 점막을 보호해서 알레르기 비염이나 천식에 도움을 준다.

3 　락토바실러스 카세이 및 플란타룸(L. casei & plantarum): 건강한 면역세포를 보호하고 알레르기 예방 및 치료에 도움을 준다.

　장내 유산균들은 면역세포와 교감을 갖는다. 식이섬유를 먹으면 소장을 거쳐 대장 속에서 장내 세균들이 식이섬유를 분해해서 짧은사슬 지방산(SCFA)을 만드는데, SCFA는 우리가 만드는 에너지의 10%를 담당한다. 가공식품, 탄수화물이나 지나친 동물성 단백질은 건강한 장내 세균들로 하여금 짧은사슬 지방산을 만들지 못하게 방해한다. SCFA는 살모넬라균과 대장균(E.coli)을 억제하고 건강한 면역 생태계를 만들어준다. 그 중에서 부티르산(butyrate)과 프로피온산(propionate)이 대표적으로 장 세포벽을 보호하고 장누수 증후군을 예방해주며 장내 염증을 제거하고 면역조절 T세포(regulator T cell)를 활성화한다. 장내 유산균과 장벽이 튼튼하지 않으면 면역을 조절하는 T세포는 작동이 잘 안 된다. 결국 자가면역질환, 감염이나 면역력 저하를 초래하는데, 그 출발점이 장내 미생물인 것이다.

　평소 비위가 약하고 잘 체하며, 설사나 변비가 있으면 감기를 자주 앓고, 편도선염이나 인후염 등이 가끔 있으며, 만성적으로 피로하고 면역력이 결핍된 분들은 유산균 또는 짧은사슬 지방산을 복용하면서 비타민 A, D, B12와 엽산을 함께 복용할 때 가장 이상적으로 위와 장을 튼튼하게 할 것이다.

장내 미생물은 자가면역질환에만 도움을 주는 것이 아니라 염증을 제거하는 작용이 있기 때문에 퇴행성 관절염이나 류마티스 관절염에도 효과적이다. 필자는 장내 좋은 유산균을 주었을 때 팔다리 통증이 줄고 관절이 유연해지는 환자들의 임상적 결과를 많이 보고 있다. 유산균 중에서도 특히 lactobacillius casei, acidophilus, reuteri, rhamnosus GG 및 salivarius가 관절에 효과적이다.

필자는 보통 한 캡슐 당 200억에서 300억 유산균 들어 있는 영양제를 권한다. 장이 안 좋은 분들은 캡슐 속 화학 성분에 민감할 수 있으니 때로는 파우더 형태를 추천하기도 한다.

미국 Klaire Labs의 유산균들이 비교적 질이 높은 영양제들이다.

14 나의 뇌 건강 점수는?

    다음은 닥터 펄머터의 『그레인 브레인(Grain Brain)』이란 책에 실린 건강한 뇌에 관한 설문지다. 예/아니오가 애매하고 가끔이라도 예에 해당하면 예라고 답해야 한다. 뇌 건강이 좋은 분이라면 이 점수가 낮아야 한다. 10점 이상이라면 이미 뇌 기능이 약해져가고 있음을 의미한다. 10점 이하로 가기가 생각보다 어려울 것이다.

1. 빵을 먹는다.(종류에 상관없이)	예 / 아니오
2. 과일 주스를 마신다.(종류에 상관없이)	예 / 아니오
3. 과일을 하루 1회 이상 먹는다.	예 / 아니오
4. 설탕보다 아가베 시럽을 선택한다.	예 / 아니오
5. 평소에 걸을 때 숨이 가쁘다.	예 / 아니오
6. 콜레스테롤 수치가 150 이하다.	예 / 아니오
7. 당뇨병을 앓고 있다.	예 / 아니오
8. 과체중이다.	예 / 아니오
9. 쌀, 파스타, 시리얼을 먹는다.(종류에 상관없이)	예 / 아니오
10. 우유를 마신다.	예 / 아니오
11. 규칙적으로 운동하지 않는다.	예 / 아니오
12. 신경계 질환 가족력이 있다.	예 / 아니오
13. 비타민 D 보충제를 섭취하지 않는다.	예 / 아니오

14. 저지방식을 먹는다.	예 / 아니오
15. 콜레스테롤 저하제인 스타틴을 복용하고 있다.	예 / 아니오
16. 콜레스테롤이 많은 음식은 피한다.	예 / 아니오
17. 탄산음료를 마신다.(다이어트 음료든 아니든)	예 / 아니오
18. 와인을 마시지 않는다.	예 / 아니오
19. 맥주를 마신다.	예 / 아니오
20. 시리얼을 먹는다.(종류에 상관없이)	예 / 아니오

표 3-2. 펄머터의 뇌 건강 설문지

이 설문은 주변의 가족에게도 꼭 테스트해서 10을 넘으면 절대 안 된다고 강조하고 숫자가 낮을수록 건강하다는 점을 꼭 인식시켜야 한다.

15 현대 밀과 고대 밀의 엄연한 차이?

윌리엄 데이비스의 책『밀가루 똥배』를 보면 이런 구절이 나온다. "인간에게 원치 않는 영향을 끼칠지도 모르는 밀 변형은 유전자 삽입이나 제거탓이 아니라 그보다 먼저 벌어진 교잡 실험 때문이다. 지난 50년간 수천가지 새 계통들이 안전성 실험에서 한 차례의 검증도 받지 않은 채 인간이먹는 상업적인 식품 공급에 투입된 셈이다. 현대 밀은 유전적으로 결정된특성에 수천 차례 혹은 수백 차례의 유전자 변형을 가해 조작되었음에도인간이 섭취하기에 적합한지와 관련해 한 치 의심도 없이 전 세계적으로식품의 형태로 공급되었다."

잡종 밀에 인간의 건강을 위협할지도 모르는 특질이 어떻게 들어 있는지알려지지 않았고 수천 종의 잡종 밀이 교잡될 때마다 형성되는 유전자 변이의 증가가 많은 차이를 만들어낸다. 인간의 수천 가지 조작으로 만들어진유전적 차이는 성분, 외양, 질의 측면에서 요리사나 가공업자에게만 중요한게 아니라 인간의 건강에도 중요할지 모를 상당한 변형을 가져온다. 우리가먹는 밀가루는 과거 1만 년 전의 밀과는 전혀 다른 잡종 밀이란 것이고 이것으로 인해서 인체의 건강에 많은 악영향을 끼치고 있다는 것이다.

이 책의 저자 윌리엄 데이비스는 스스로 실험을 해본다. 고대 밀인 아인콘을 빻아서 밀가루를 만들고 유기농 통밀도 똑같이 빻아서 밀가루를 만들어 두 가지를 각각 먹어봤다. 똑같은 양의 고대 밀과 현대 밀을 먹고 혈당을 측정한 결과 고대 밀의 경우에는 84 → 110으로 올라간 반면 현대 밀의 경우에는 84 → 167까지 치솟았다. 그뿐만 아니라 고대 밀을 먹은 후에는 그다지 특별한 증상이 없었지만 현대 밀의 경우에는 위경련에 불면, 피로 등의 심한 증상이 나타났다는 것이다.

아주 건강한 사람은 현대 밀을 먹는다고 특별히 불편한 증상이 나타나지 않는다. 몸이 민감하고 건강이 안 좋은 분이라면 이러한 유전자 조작 잡종 유기농 밀가루가 몸에 좋을 리가 없다.

통곡 밀이든 유기농 밀이든 현대 밀은 역시 똑같은 잡종 밀이다. 그 성분들은 고대 밀과는 많이 다르고 인체가 적응하고 받아들이기에는 많은 미확인 성분들이 있기에 소화 흡수하는 것이 쉽지 않다는 것이다.

밀가루는 심하면 인슐린 저항증, 뇌의 염증, 심리적 우울감을 유발하는 것은 기본이고 장내 곰팡이 균을 증식시켜서 소화장애를 일으키면서 피부 질환, 곰팡이 균 질환 등을 야기하기도 한다.

밀가루와 글루텐의 잘못된 만남?

글루텐에 아주 민감한 사람은 결국 셀리악이라는 장 질환을 일으키게 되는데, 실제로 미국에서도 1%가 되지 않아 흔한 질병은 아니다. 그러면 나머지 99%는 걱정 없이 밀가루 속의 글루텐을 먹어도 좋을까?

이미 밀가루 속의 글루텐이 몸에 해롭다는 점을 많이들 안다. 실제로 글루텐 프리 다이어트가 미국과 유럽에서 성행하고 있고 한국에도 아는 분들은 밀가루를 먹지 않거나 글루텐이 없는 밀가루 빵을 찾아 먹는다.

혈액검사 상으로 글루텐 민감성도 없고 글루텐이나 밀가루에 알레르기 반응이 없는데도 불구하고 밀가루 속 글루텐을 먹지 말아야 할까? 셀리악병이나 글루텐 과민반응이 없어도 글루텐을 먹으면 잠재적으로 많은 질병을 일으킬 수 있다는 최근 과학 논문을 근거로 많이 이야기가 회자되고 있다.

대부분의 인간은 밀가루를 먹으면 일단 심신이 편안하고 이완된다. 그래서 일시적으론 기분이 좋아진다. 하지만 장기적으로 즐겨 먹으면 혈당 조절이 안 되어서 식사와 식사 사이에 저혈당 증상 같은 어지러움, 식은땀, 호흡곤란, 심박수 증가 등이 온다. 새벽에 거의 2~3시에 깨는데, 저녁을 먹고 밤에 자면 몇 시간 지나 저혈당증이 오기 때문에 뇌 속의 신경호르몬들은 뇌를 각성시키려고 한다. 뇌가 혈당이 없으면 죽기 때문에 죽기 살기로 스스로 신경을 흥분시키고 자극하면서 새벽 2~3시에 잠에서 깨는 것이다. 나이가 들고 스트레스가 많으며 건강이 안 좋은 분들은 대부분 만성적으로 이런 증상을 갖고 있다.

수년 전 〈Alimentary Pharmacology & Therapeutics〉에 글루텐이 정신질환, 특히 우울증과 관련이 있다는 내용의 논문이 '글루텐이 글루텐에 민감하지 않은 사람들에게도 우울증을 일으킨다'라는 제목으로 실렸다. 아직 왜 글루텐이 우울증을 유발하는지는 과학적으로 밝혀지지 않았지만 나름의 갑론을박을 제시한 네 가지는 다음과 같다.

1 글루텐이 스트레스 호르몬인 코티솔을 상승시킨다는 것이다. 그래서 멘탈을 떨어뜨린다는 것이다. 하지만 이 실험에서는 타액 속의 코티솔이 증가하지 않았다고 한다.

2 글루텐이 심리적 안정을 주는 뇌 호르몬인 세로토닌을 억제한다는 것인데 갑론을박 중이다.

3 글루텐이 엔돌핀이 아니라 엑솔핀을 자극한다는 것이다. 외부에서 들어오는 엑솔핀은 아편 같은 펩티드 단백질인데, 장 기능과 정신세계에 영향을 미치는 것은 사실이다.

4 글루텐에 의해서 셀리악병이 생기지는 않지만 장내 좋은 균과 나쁜 균의 균형이 깨질 수는 있다는 것이다.

따라서 밀가루를 먹지 않으면 장의 균형 상태를 유지하게 되는데, 장 속의 유익균은 뇌신경과 정신세계에도 유익하다.

2017년 9월 소화기학 학술지 〈Gastroenterology〉에 실린 임상 연구에 의하면 비만 아이들에게 유익균을 투여하였더니 대조군에 비해 비만이 현저히 줄고 염증성 매개물질인 사이토카인 6가 감소하며 장내 세균의 긍정적 변화가 많았다고 한다. 최근에 같은 소화기학 학술지에 게재된 한 연구에 따르면 글루텐만이 문제가 아니라 글루텐이 들어 있는 밀가루 속의 프룩탄(fructan)이란 과당 중합체 또한 속을 더부룩하게 하고 장에 가스가 차게 한다고 한다. 프룩탄에 대해서는 글루텐과 함께 더욱 연구가 진행될 것이다.

16 한국인이 제일 많이 쓰는 영어는? STRESS! 일본인이 제일 많이 쓰는 영어는?

캐나다 몬트리올에 있는 맥길 의과대학은 많은 연구로 유명한 대학이다. 1930년대에 맥길 의대에 젊은 조교수로 근무하기 시작한 한스 셀리에란 의사가 있었다. 그의 전공은 내분비학이었는데, 연구소에서 주변 동료들의 난소 추출물에 대한 물질 개발 연구를 돕기 위해 쥐 실험을 하게 되었다.

셀리에는 난소 추출물이 어떤 작용을 하는지 실험하기 위해 이를 매일 쥐에게 주사했다. 문제는 셀리에가 실험에서 초보자 수준이라 주사를 잘못 놓고 떨어뜨리며 실수를 연발하면서 생명을 잃어가는 쥐들에게 더욱 큰 스트레스를 주게 된 것이다. 그렇게 수개월 실험한 후에 해부를 하였는데, 놀랍게도 모든 쥐에서 위장관 궤양이 발견되었고 부신이 거대해졌으며 면역세포들이 쪼그라든 상태였다. 난소 추출물을 주사 맞지 않은 대조군도 여전히 똑같은 위장관 궤양, 부신 비대, 면역조직 축소 등의 3가지 현상을 보였다.

난소 추출물이 작용한 게 아니라 어떤 다른 이유가 있다고 추측한 셀리에는 결국 스트레스 과정임을 깨닫게 되고 '전신 적응 증후군(General Adaptation Syndrome, GAS)'이란 용어를 만들어낸다. 우리가 아프기 시작하는 것은 바로 전신 적응 증후군의 일환으로 생기는 병이라고 볼 수 있다. 셀리에는 계속해서 쥐들에게 스트레스를 다양하게 준다. 모두 똑같이 위장에 궤양이 생기고 면역력은 떨어진 것이다.

스트레스의 반응은 경고(alarm)-저항(resistance)-탈진(exhaustion) 등 3단계로 진행된다. 처음에 스트레스를 받으면 어느 정도 경고 상태가 되면서 긴장하지만 이때는 별 문제가 없다. 인체는 코티솔과 아드레날린을 분비하면서 투쟁-도피 등의 공격 및 방어 기전으로 준비하기 시작한다. 가슴이 뛰고, 근육에 힘이 들어가고, 눈동자가 커지고, 혈압이 오르게 된다. 하지만 혈액이 위장관으로는 거의 안 가기 때문에(싸울 때에는 밥 먹는 것을 생각 안 하고 소화가 잘될 필요가 없으니까) 소화 기능은 약해진다.

스트레스가 바로 없어지지 않고 지속되면 저항기로 빠져들며, 이때부터 교감신경이 흥분하고 부교감신경 기능은 약해지는 자율신경 실조증이 생긴다. 건강 상태가 안 좋은 분들이 이 저항기에 빠지면 잠이 안 오고 불안하며 소화성 궤양, 속 울렁거림, 근육긴장, 가슴 두근거림, 불안증이 오기 시작한다.

탈진 단계는 이제 더 이상 스트레스를 이길 수 있는 모든 물질과 에너지가 다 소모된 상태다. 기억 및 인지 능력이 약해지고(뇌 안의 해마가 심각한 피로 상태임) 만성 피로, 속이 비어 있는 느낌, 허탈감, 무기력증이 오게 된다.

만성 면역력 저하가 오기 때문에 자주 감기, 위염, 장염, 방광염, 대상포진, 피부질환, 관절통이 오기 십상이다. 탈진 단계라고 해서 문제가 끝난 것은 아니고 여기서 심신을 잘 추스르면 영양학적, 정신적, 구조적으로 다시 건강한 상태로 대부분 돌아간다. 다만 시간이 좀 더 걸릴 뿐이다.

이러한 많은 스트레스 과정을 이겨내는 노하우는 무엇일까?

워너 에르하르트는 다음과 같이 말한다. "뗏목을 타고 급류를 빠르게 내려가고 있다고 생각해보라. 배를 조정하는 사람이 여러분보다 물살을 잘 다스리는 건 아니다. 차이가 있다면 통제할 수 없는 상황에서도 선장은 스스로 통제력을 잃지 않는다."

건강한 사람들은 강력한 통제력 마인드가 많다. 그리고 수면 및 음식 습관이 올바르기 때문에 질병이 와도 바로 회복된다. 일본인들이 제일 많이 쓰는 영어는 상큐! Thank you라고 한다. 이런 긍정적 마인드가 장수 마을 일본을 만들어주는 건 아닐까? 영화 중에 스티븐 스필버그가 감독하고 톰 행크스가 주연한 '스파이 브릿지'란 개봉작이 있다. 60년대 미소 냉전시대에 소련의 스파이가 미국에서 잡혀 있는 상황에서 변호사인 톰 행크스가 걱정되지 않느냐고 계속 질문해도 스파이는 대답한다. "걱정한다고 달라질 게 있겠소?" Would it help?

17 우리가 먹는 콩은 몸에 좋은가?
해로운가?

콩은 자연의 식물성 단백질이면서 갱년기 여성호르몬 보조제다. 게다가 뼈를 보호해주는 성분이 있고 당뇨 환자에게 당을 올려주지 않아서 많이 권장되고 있다. 그래서 두유와 두부를 먹고 심지어 햄버거나 커피에도 콩 첨가제를 넣기도 한다. 어떤 종교에서는 고기를 금기로 하다 보니 콩을 반죽하여 고기처럼 만들어서 단백질을 대용케 하기도 한다.

"네 말은 콩으로 메주를 쑨다고 해도 안 믿는다"라는 말이 있듯이 콩은 간장의 재료로 쓰인다. 곰팡이와 함께 발효시켜서 만든 것이 간장이다. 콩 속의 레시틴 성분은 또한 많은 음식에 첨가된다. 초콜릿, 과자, 음료수, 스무디 등등.

아시아에서는 콩을 많이 먹지만 미국에서는 콩을 짜서 기름으로 대부분 사용하고 나머지는 동물 사료나 콩 단백질 등으로 이용한다. 하지만 미국에서 통용되는 콩은 90% 이상이 유전자 변형 콩이다. GMO 콩.

100g의 콩 속에는 망간, 셀레늄, 구리, 칼륨, 인, 마그네슘, 철분, 칼슘, 비타민 B6, 엽산, B2, B1, K와 173 칼로리가 들어 있고 9g이 지방이며 17g이 단백질이다. 피트산(phytate)이 풍부한 게 문제인데, 피트산은 장

속에서 미네랄이 흡수되지 않게 방해하기 때문이다.

콩 속에 있는 단백질은 아주 풍부하긴 하지만 고기나 계란만큼 좋지는 않다. 그러나 없는 것보다는 훨씬 좋기 때문에 단백질 재료로 많이 사용된다. 그런데 고열, 고온으로 가열, 가공을 하게 되면 단백질이 파괴되어 그 질이 떨어지는 것은 어쩔 수가 없다.

불포화지방 중에서 오메가 6 불포화지방이 많은 콩은 사실 오메가 3보다는 염증이나 끈적끈적한 탁한 혈액으로 영향을 미칠 가능성이 더 많기에 주의를 요한다. 그래서 오메가 6가 많은 식용유(콩기름)를 다량으로 쓰면 염증으로 갈 수 있는 환경을 만들어주기에 조심해야 한다.

콩의 장점은 무엇일까? 일단 고지혈증을 내려준다. 총콜레스테롤과 저밀도 지단백을 내려준다고 하는데, 효과가 없다고 하는 논문들도 있다. 갑론을박이다. 심장병 예방 효과 또한 있다 없다 갑론을박이다. 콩이 전립선암을 예방해준다는 논문들은 인정되는 분위기다.

여성들에게 콩이 관심사가 되는 이유는 갱년기 장애나 여성호르몬 균형과 관련해서다. 여성호르몬은 에스트로겐(난포호르몬)과 프로게스테론(황체호르몬)이 있다. 에스트로겐은 주로 여성의 생리적 발달, 배란 및 임신과 관련되는데, 콩이 에스트로겐 수용체에 직간접적으로 관여한다는 것이다.

에스트로겐이 에스트로겐 수용체에 다가가 자극하면 수용체가 신호를

전달하는 과정을 통해서 호르몬 대사가 이루어진다. 콩에 있는 에스트로겐 유사물질(isoflavone)은 실제 에스트로겐보다 더 작용해서 수용체를 자극하면 에스트로겐이 더욱 만들어져 과잉이 될 수도 있다. 반대로 콩 속의 이소플라본이 에스트로겐의 활동을 차단하면서 에스트로겐이 줄어들 수도 있다. 젊은 여성들이 콩을 많이 먹게 되면 에스트로겐 부족으로 임신에도 영향을 미칠 수 있다는 것이다.

갱년기 여성은 에스트로겐이 부족해지면서 갑작스레 조열감, 다한증, 피부건조증, 머리 먹먹함, 어지럼증, 이명, 골다공증 등이 올 수 있다. 콩 속의 이소플라본이 에스트로겐을 강화하는 쪽으로 작용하기에 도움을 받을 수 있다고 생각하는데, 그럴 수도 있고 아닐 수도 있다는 갑론을박 역시 진행 중이다.

동물실험과 임상시험을 보면 콩 속의 에스트로겐 유사물질이 오히려 유방암을 유발한다고 한다. 유방조직 내 상피세포의 증식을 초래하기 때문이다. 그렇지 않다고도 하는 연구도 있지만, 가능성이 없지는 않다는 점을 명심할 필요가 있다.

콩 속의 성분들이 갑상선 기능을 억제한다는 건 이제 상식이 되었다. 갑상선을 붓게 하고 갑상선이 제대로 돌아가게 해주는 효소인 갑상선 과산화효소(peroxidase)를 억제하기 때문에 갑상선 문제를 일으킬 수도 있다. 콩 속에는 망간이 너무 많이 들어 있어서 심하게 먹으면 청소년기에 발달장애, 집중력 부족이나 과잉행동장애를 일으킬 수도 있다. 따라서 콩을 먹는 것은 항상 조심해야 하는데, 발효시킨 콩을 권한다. 하지만 발효시킨다고 해도 피트산은 어느 정도 없어지지만 이소플라본이 완전히 없어지는 것은 아니라고 한다.

낫또 음식을 만들어 먹는 것이 좋은 이유는 바로 콩의 숨겨진 문제를 해소하면서도 비타민 K2가 들어 있어서 심혈관 질환과 골다공증에도 도움을 주기 때문이다. 요즘에는 비타민 D에 K2가 함께 들어 있는 용액 형태의 영양제가 관절과 뼈에 훨씬 더 많은 흡수력을 보여준다고 한다.

결론은 콩을 발효시켜서 먹거나 아니면 물에 2~3일 담갔다가 물은 버리고 콩만 삶아서 먹는 것이 좋다.

미국의 에이미 마이어스(Amy Myers)는 콩이 건강한 음식이 아닌 이유 5가지를 다음과 같이 들고 있다.

1 콩의 90% 이상이 GMO, 즉 유전자 조작 콩이다(미국 이야기).
2 이소플라본이 들어 있는 콩이 여성호르몬 에스트로겐과 유사한 작용을 한다. 에스트로겐이 너무 많으면 여성 질환과 여성 암을 유발하는데, 위험을 가중시킨다는 것이다.
3 밀가루 속의 글루텐 단백질과 상호교환 작용을 한다. 글루텐이 없는 콩이지만 결국 글루텐과 같은 문제를 일으킨다는 것이다.
4 콩은 소화가 잘 안 된다. 피트산(phytic acid)이 너무 많이 들어 있다. 피트산은 장에서 미네랄 흡수를 방해하기 때문에 아연, 마그네슘, 철분 등이 부족해지기 쉽다. 그뿐만 아니라 장벽을 자극하다 보니 장누수 증후군이 생기면서 자가면역증을 일으킬 우려가 있다. 아

울러 염증성 면역 매개물질이 혈뇌장벽을 뚫고 올라가 뇌 속의 뇌 미세아교세포를 자극하면서 신경 퇴행성 질환, 염증성 질환, 얼굴 상열감 등을 촉발할 수 있다.

5   콩은 갑상선종대를 일으킬 수 있다. 콩 속의 고이트로겐(goitrogen) 은 요오드의 흡수를 억제하면서 갑상선 기능을 억제한다. 따라서 요 오드와 함께 셀레늄, 아연을 충분히 섭취해야 한다.

18 곰팡이? 쫌팡이!

몇 가지 질문을 던져본다.

뚱뚱하신가요?

몸에 열이 많으신지요?

잘 씻지 않으세요?

술, 과일이나 탄수화물을 즐겨 드시나요?

만일 그러시면 100% 곰팡이와 함께 살고 계십니다.

한국은 곰팡이 천국이다. 곰팡이는 everywhere 사방천지 다 널려 있다. 치료해도 잘 안 죽는다. 양약으로도 잘 안 죽지만 곰팡이 약은 인체에 많은 해를 끼친다. 간에 해를 끼치기 때문에 어지간하면 먹지 않는 것이 좋다. 곰팡이의 세포막은 당분으로 되어 있다. 인간은 지방으로 되어 있는 반면에…. 곰팡이는 따라서 당분을 먹고 서바이벌 게임을 하는 쫌팡이, 좀비 스탈이다.

곰팡이가 있는 사람들은 어떤 증상이 있을까? 곰팡이가 있을 때의 증상은 다음과 같다.

Anxiety 불안	Insomnia 불면증
Constipation 변비	Chemical sensitivity 화학물질에 민감하다
Hiatal hernia 위장 문제	Muscle weakness 근육 약화
Depression 우울증	Panic attack 공황 증세
Burning in eyes 눈 화끈거림	Loss of concentration 집중력 저하
Rashes 피부 발진	Bloating 더부룩함
Dry or sore throat 목 건조함	Food cravings 식욕이 많다
	Dry mouth 구강건조증
Adrenal failure 부신 피로	Fatigue 만성 피로
Dizziness/vertigo 어지럼증	Food sensitivity 음식에 민감하다
Intestinal pain/colitis 복통	Hives 알레르기
Hyper-irritability 조급증	Odors 냄새에 민감하다
Asthma 해소천식	Cold 감기
	Belching/heartburn 속 쓰림
Puffy eyes 눈이 푸석푸석함	Migraine/headaches 편두통
Energy loss 컨디션 저하	Bladder infections/thrush 방광염
Thyroid failure 갑상선 저하	
Hyperactivity 흥분증	Mental confusion 정신적 혼돈
Inability to absorb food 소화장애	Hayfever 알레르기 고초열

표 3-3. 곰팡이 있을 때 증상들

곰팡이는 포도당에 작용하고 발효시켜 에탄올 술을 만든다. 따라서 몸속에 곰팡이가 많은 분들이 밀가루, 술이나 과일을 많이 먹는다면 몸속에 술과 같은 성분들이 많이 존재할 수 있다. 술을 못 마시는 분들이지만 술 취한 느낌의 어지럼증, 우울감, 만성 피로, 눈 밑 다크 서클 등이 있을 수 있다.

장 속에 있는 곰팡이는 결국 술(에탄올)을 지속적으로 만들게 하는데, 간에서 이 에탄올을 세 가지 효소에 의해 분해해야 한다.

1   사이토크롬 P450(Cytochrome P450; 아연과 NADPH가 중간 효소 역할)
2   알코올 탈수소효소(Alcohol dehydrogenase; 아연과 NAD가 중간 효소 역할): 주로 알코올을 분해하는 효소인데, 일반 여성, 선천적으로 술에 약한 체질의 사람과 간경화가 있는 분들인 경우에 술을 잘 분해하지 못한다. 사상체질의학에서는 태양인일수록 이 효소가 약할 가능성이 많다.
3   카탈라아제(Catalase; 철분, 마그네슘과 NADPH가 중간 효소 역할)

이러한 세 가지 효소는 에탄올을 아세트알데히드(acetaldehyde)로 전환하고 다시 알데히드 탈수소효소(aldehyde dehydrogenase; NAD, FAD, 몰리브디움과 철분이 중간 효소 역할)에 의해서 아세트산(acetic acid)과 슈퍼옥사이드(superoxide, 활성산소)가 생성된다. 따라서 술을 많이 마시면 곰팡이가 몸속에서 기승하고 활성산소에 의해서 주름지고 만성 피로와 노화가 촉진되는 것이다. 몰리브디움이 여기서 중요한 역할을 하는데, 아황산염(sulfite)이 황산염(sulfate)으로 전환되는 데에도 몰리브디움이 반드시 필요하다. 와인 속에는 아황산염이 들어 있어서 와인 속의 곰팡이를 죽인다. 아황산염은 몸속에서도 만들어진다. 호모시스테인 대사를 통해서 아황산염이 황산염으로 가야 하는데, 몰리브디움이 부족하면 독소인 아황산염이 체내에 축적된다. 두통이나 만성 피로가 오는 이유기도 하다.

밀가루나 곡식을 최대한 줄여 먹는 저탄수화물 식이요법을 권장하는 이유 중 하나가 곰팡이 독소가 곡물에서 많이 생겨나기 때문이다. 커피 역시 신선하지 않은 생두는 곰팡이가 많아서 농약을 많이 쳐야 한다. 카페인의 장단점을 떠나서 일단 곰팡이가 있으면 머리가 아프고 쉽게 피로하면서 우울하게 된다. 밀, 옥수수 등의 곡물에 특히 곰팡이가 많기 때문에 이들 식품을 줄여 먹어 글루텐 문제와 함께 곰팡이 독소에서 해방되어야 한다.

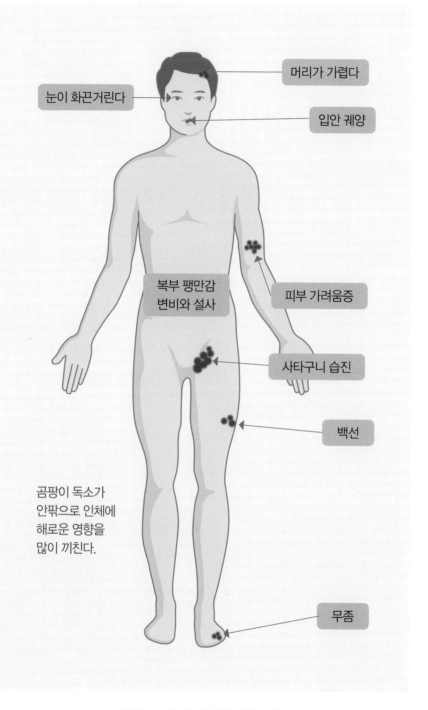

머리가 가렵다

눈이 화끈거린다

입안 궤양

복부 팽만감
변비와 설사

피부 가려움증

사타구니 습진

백선

곰팡이 독소가
안팎으로 인체에
해로운 영향을
많이 끼친다.

무좀

그림 3-14. 곰팡이가 자라는 인체 부위

19 비타민 A와 갑상선의 콜라보

갑상선 호르몬은 요오드와 타이로신의 콜라보로 형성되며, 이때 셀레늄이 중간 매개 역할을 한다. 셀레늄이 풍부한 브라질넛이 건강한 갑상선에 도움이 되는 건 주지의 사실이다. T4인 비활성 갑상선 호르몬을 T3인 활성 형태로 바꾸어주는 효소를 도와주는 보조효소로서 셀레늄이 작용하기 때문이다. 그런데 비타민 A가 여기에 또한 키 역할을 해주는데, 갑상선 호르몬 수용체를 활성화해서 T4와 T3가 제대로 살아 돌아가게 만들어준다. 비타민 A가 부족하면 뇌하수체의 갑상선 자극 호르몬을 흥분시켜 갑상선 사이즈를 크게 하는 반면 요오드의 흡수는 방해하기 때문에 갑상선의 기능이 약해진다. 갑상선 혈액검사에서 만일 TSH만 약간 높고 다른 갑상선 호르몬은 정상인 경우에 비타민 A만 적당량 섭취하면 바로 정상으로 돌아오는 경우를 임상에서 흔히 볼 수 있다.

야채 속에 풍부한 베타카로틴은 인체에서 비타민 A로 바뀌기 때문에 아주 심각한 비타민 A 부족이 아니라면 고용량의 지용성 비타민 A를 복용할 필요는 없다. 영양을 전문으로 하는 의사의 진료가 꼭 필요한 경우다.

코크란 리뷰에서는 68개의 논문을 분석한 결과 20,000 IU 비타민 A를 3년간 복용했을 때 16%에게 생명에 지장을 주었다고 한다. 암을 유발했다는 것이다. 과량의 비타민 A는 소변에서 칼슘 소모를 촉진시켜서 골다공증을 초래하기도 한다.

비타민 A를 1,500 IU에서 4,500 IU 복용할 때에는 항상 영양 전문 의사와 상의하는 것이 좋다. 필자는 환자의 상태에 따라 감기몸살이 심하고 면역력이 떨어지는 분들에게 비타민 C보다는 비타민 A 25,000 IU를 주기도 한다. 감기몸살로 인한 기침, 고열, 가래 등을 잘 해결하는 영양소가 바로 비타민 A다.

20 비타민 K와 비타민 D가 뼈와 관절에 어떻게 도움이 되나?

비타민 D는 소장에서 칼슘이 흡수되도록 해서 뼈를 보호하게 하는데, 대부분 사람들은 비타민 D가 부족하다. 비타민 K는 비타민 D를 도와서 칼슘이 샛길로 빠지지 않고 뼈로 들어가게 해서 관절과 뼈를 튼튼하게 한다. 비타민 K는 칼슘이 소변으로 빠져나가지 않게 막아주기 때문에 비타민 A와 서로 적절하게 보완 작용을 한다. 비타민 K2(menaquinone)가 이런 작용을 한다. 과거에 복용했던 종합비타민 속의 비타민 K는 대부분 비타민 K1(phylloquinone)이었다. 비타민 K1은 주로 해조류나 야채 속에서 생기는데 반해 비타민 K2는 장내 미생물의 발효 작용에 의해서 생겨난다. 비타민 K3(menadione)도 있는데, 이것은 합성된 비타민 K다.

위장관이 튼튼하고 과민성 대장 증세, 장누수 증후군, 소장 내 박테리아 과잉 증식 등이 없어야 비타민 K2가 활성화되고 칼슘이 심혈관 내로 들어가지 않고 오직 뼈 속으로 들어간다.

비타민 K는 혈액을 응고시키는 작용이 있기 때문에 혈전용해제인 와파린을 복용하는 분들은 전문가 상담이 꼭 필요하다.

21 건망증인가? 치매인가?
예방과 치료에 관한 최신 지견

치매의 40~50%는 유전적 영향이 크다는 연구가 최근에 쏟아지고 있다. 직계 부모 중 한 분만 치매 유발 인자인 아포지단백 E4(ApoE4)가 있을 경우에 30%의 치매 가능성이 있고 두 분 모두 치매 유전자가 있는 경우에는 50%까지 치솟는다고 한다. 치매는 현재까지 치료법이 없는 것이 사실이지만, 만일 치매를 조기에 발견하면 예방 및 치료가 가능하다는 연구 결과가 최근에 주목을 끌고 있다. 치매가 전혀 예방과 치료가 안 된다면 어느 누가 유전자 검사를 해서 알고 싶어 할까?

UCLA 의대 신경과의 대일 브레디센(Dale Bredesen) 교수는 알츠하이머 치매의 경우에 환자 맞춤형 복합 치료 프로그램으로 손상된 기억력을 회복시킬 수 있다는 연구 결과를 발표했다. 아울러 최근 『알츠하이머의 종결(The End of Alzheimer's)』이란 책을 통해서 치매 유전자 검사에서 치매 가능성이 높다는 결과가 나왔어도 과거에는 불가능했던 치료와 예방이 이제는 가능하는 과학적 연구 결과를 강조하고 있다.

알츠하이머의 원인은 베타-아밀로이드라는 단백질이 과도하게 뇌에 침착되면서 뇌세포가 파괴되는 경우와 뇌세포 내의 타우 단백질이 과잉 산화되면서 염증 반응을 일으켜서 뇌세포가 손상되는 경우로 나뉘고 있다.

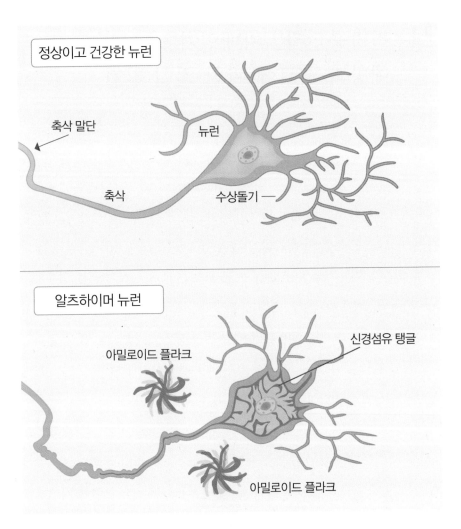

정상이고 건강한 뉴런

축삭 말단

뉴런

축삭

수상돌기 —

알츠하이머 뉴런

아밀로이드 플라크

신경섬유 탱글

아밀로이드 플라크

그림 3–15. 정상 뉴런과 치매 뉴런

　브레디센 교수는 크게 세 가지의 근본 키워드를 해결할 때 치매 예방이 가능하다고 강조한다.

1　염증(감염, 식습관 등이 원인)

2　적절한 영양 섭취, 호르몬, 뇌세포 보호 영양소의 부족

3　체내 독소와 중금속, 유해 환경 인자, 곰팡이 등 세균

우리가 뱀에 물리면 뱀독을 해독하기 위해서 주사를 맞는다. 마찬가지로 우리 몸속에 곰팡이 균 같은 세균, 수은, 구리, 알루미늄 같은 중금속, 환경호르몬 등이 지속적으로 들어오면 독소를 제거하기 위해서 뇌 속의 단백질 분해 효소인 protease(베타시크리테아제와 감마시크리테아제)가 뇌신경 세포막에 붙어 있는 아밀로이드 전구단백질(APP)을 부위별로 잘라내는데, 잘못된 쪽을 자르면 베타 아밀로이드가 축적되어 치매를 유발한다는 것이다.

리코드(ReCode: Reversing Cognitive Decline, 인지 저하 회복시키기)라는 프로그램을 통해 브레디센 교수는 이러한 잘못된 아밀로이드 생성을 예방하고 치유하는 것이 가능하다고 한다.

밥상머리 디톡스에 나오는 식품과 디톡스 개념을 충분히 이해한다면 치매를 예방하는 것은 물론 집중력과 기억력도 생생할 수 있으니 리코드 요법과 크게 다르지 않다. 기억력과 집중력을 높이고 치매를 방지하기 위해서는 다음과 같은 영양학적 및 생화학적 지표와 신경학적 개념을 이해하면 도움이 된다.

1   염증과 관련된 C반응성 단백질의 검사를 통해서 염증이 있는지 확인한다. 0.9mg/L 이상이 되면 문제가 있다.
2   알부민과 글로불린의 비율을 통해서 알부민이 부족한지 확인한다. 염증이 있을수록 알부민의 비율이 낮아진다. 1.8 이상이 되어야 정상이다. 알부민은 4.5g/dL 이상이 정상이다.
3   갑상선 호르몬, 에스트로겐 및 프로게스테론 호르몬이 충분하고 균

형 잡혀 있는지 확인한다.

4 비타민 D가 50~80ng/ml 정도의 정상 수치를 유지하는지 확인한다.

5 호모시스테인 수치가 6~7 이하로 건강한 상태를 유지하는지 체크
   한다.

6 공복혈당이 70~90mg/dL인지 확인하고 인슐린과 당화혈색소 역
   시 정상인지 체크한다. 인슐린의 정상 수치는 4.5microIU/ml 이하
   이고 당화혈색소는 5.6% 이하가 정상이다.

7 ApoE4 유전자가 있는지 확인한다.

8 아연과 구리의 비율이 중요한데, 혈액과 모발 검사에서 아연에 비해
   구리가 높으면 안 된다.

9 곰팡이 균과 중금속 수은 함량이 높은지 확인한다.

10 글루텐 관련 음식을 먹지 말아야 한다: 밀가루, 보리, 오트밀 등.

11 장누수 증후군이 있는지 확인해서 장을 튼튼히 해야 한다: 유산균과
   유익균 필요.

12 인슐린 저항증은 반드시 해결해야 한다.

13 코코넛 오일, 아보카도, 호주산 소고기, 버터와 올리브 오일은 필수다.

14 마그네슘 중에서 magnesium threonate 형태를 하루에 1~2g 복
   용한다.

15 충분한 숙면, 가벼운 운동과 스트레스 해결이 중요한 열쇠다.

16 여성호르몬을 사용해야 한다면 천연 여성호르몬인 bioidentical 형
   태로 피부에 바르거나 혀 밑으로 녹여서 사용하는 것이 안전하다.

17 밥상머리 디톡스 위주의 식단을 짜서 평소 식사한다.

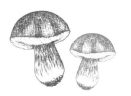
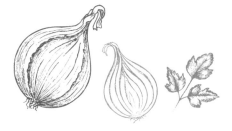

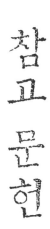

참
고
문
헌

Amy Myers M.D., (2015), The Autoimmune Solution: Prevent and Reverse the Full Spectrum of Inflammatory Symptoms and Diseases, HarperOne; Reprint edition.

Amy Myers M.D., (2016), The Thyroid Connection: Why You Feel Tired, Brain-Fogged, and Overweight-and How to Get Your Life Back, Little, Brown and Company.

Amy Yasko, (2014), Feel Good Nutrigenomics: Your Roadmap to Health, Neurological Research Institute; 1 edition.

Anthony William, (2017), Medical Medium Thyroid Healing: The Truth behind Hashimoto's, Graves', Insomnia, Hypothyroidism, Thyroid Nodules & Epstein-Barr, Hay House; 1 edition.

Brenda Watson, C.N.C, Leonard Smith, M.D., (2014), The Skinny Gut Diet: Balance Your Digestive System for Permanent Weight Loss, Harmony; 1 edition.

C. Jane Welsh, Mary Meagher, (2007), Neural and Neuroendocrine Mechanisms in Host Defense and Autoimmunity, Springer; 2006 edition.

Carolyn Dean M.D., N.D., (2008), The Magnesium Miracle (Revised and Updated), Ballantine Books; Updated edition.

Dale Bredesen, M.D., (2017), The End of Alzheimer's: The First Program to Prevent and Reverse Cognitive Decline, Avery; 1 edition.

Daniel G. Amen M.D., (2009), The Brain in Love: 12 Lessons to Enhance Your Love Life, Harmony; Reprint edition.

Daniel G. Amen M.D., (2005), Making a Good Brain Great: The Amen Clinic Program for Achieving and Sustaining Optimal Mental Performance, Harmony.

Daniel G. Amen M.D., (2008), Magnificent Mind at Any Age: Natural Ways to Unleash Your Brain's Maximum Potential, Harmony; 1 edition.

Daniel G. Amen M.D., (2010), Change Your Brain, Change Your Body: Use Your Brain to Get and Keep the Body You Have Always Wanted, Harmony; 1st edition.

Datis Kharrazian, DHSc, D.C., M.S., (2010), Why Do I Still Have Thyroid Symptoms? When My Lab Tests Are Normal: A revolutionary breakthrough in understanding Hashimoto's disease and hypothyroidism, Elephant Press LP.

Datis Kharrazian, DHSc, D.C., M.S., (2013), Why Isn't My Brain Working?: A revolutionary understanding of brain decline and effective strategies to recover your brain's health, Elephant Press LP.

David Eagleman, (2011), Incognito: The Secret Lives of the Brain, Vintage.

David M. Brady, (2016), The Fibro Fix: Get to the Root of Your Fibromyalgia and Start Reversing Your Chronic Pain and Fatigue in 21 Days, Rodale.

David Perlmutter, Kristin Loberg, (2013), Grain Brain: The Surprising Truth about Wheat, Carbs, and Sugar-Your Brain's Silent Killers, Little, Brown and Company; 1 edition.

David Perlmutter, M.D., (2015), Brain Maker: The Power of Gut Microbes to Heal and Protect Your Brain's for Life, Little, Brown and Company.

David Robertson, Phillip A. Low, Ronald J. Polinsky, (2011), Primer on the Autonomic Nervous System, Academic Press; 3 edition.

David S. Ludwig, M.D., PhD, (2016), Always Hungry?: Conquer Cravings, Retrain Your Fat Cells, and Lose Weight Permanently, Grand Central Life & Style.

Deanna Minich, (2016), Whole Detox: A 21-Day Personalized Program to Break Through Barriers in Every Area of Your Life, HarperOne; Reprint edition.

Diana Schwarzbein, M.D., Marilyn Brown, (2010), The Schwarzbein Principle II, The "Transition": A Regeneration Program to Prevent and Reverse Accelerated Aging, HCI.

Foreword by Russell L. Blaylock, M.D., (2012), Stop Alzheimer's Now!, Piccadilly Books, Ltd.

Fred H. Previc, (2009), The Dopaminergic Mind in Human Evolution and History, Cambridge University Press; 1 edition.

Gary Small, M.D., Gigi Vorgan, (2012), The Alzheimer's Prevention Program: Keep Your Brain Healthy for the Rest of Your Life, Workman Publishing Company; Updated, Reprint edition.

Graham Basten, (2013), Blood Results in Clinical Practice, M&K Publishing; New ed. Edition.

Izabella Wentz Pharm D. (2017), Hashimoto's Protocol: A 90-Day Plan for Reversing Thyroid Symptoms and Getting Your Life Back, HarperOne; 1 edition.

James B. LaValle, RPh, CCN, N.D., (2013), Your Blood Never Lies: How to Read a Blood Test for a Longer, Healthier Life, Square One; 1 edition.

James L. Wilson, N.D., D.C., phD., Jonathan V. Wright, M.D., (2001), Adrenal Fatigue: The 21st Century Stress Syndrome, Smart Publications; 1 edition.

Jane Higdon, Victoria Drake, Oregon State Univ. Linus Pauling Institute, (2011), An Evidence-Based Approach to Vitamins and Minerals: Health Benefits and Intake Recommendations, TIS; 2nd edition.

Joel Fuhrman, M.D., (2012), The End of Diabetes: The Eat to Live Plan to Prevent and

Reverse Diabetes, HarperOne; Reprint edition.

Joel Fuhrman, M.D., (2011), Super Immunity: The Essential Nutrition Guide for Boosting Your Body's Defenses to Live Longer, Stronger, and Disease Free, HarperOne; Reprint edition.

Joel K. Kahn M.D., (2014), The Whole Heart Solution: Halt Heart Disease Now with the Best Alternative and Traditional Medicine, Reader's Digest; 1 edition.

John R. Lee M.D., Virginia L. Hopkins, (2002), What Your Doctor May Not Tell You About(TM): Breast Cancer: How Hormone Balance Can Help Save Your Life, Grand Central Publishing.

Kerry Bone, Simon Mills, (2013), Principles and Practice of Phytotherapy E-Book: Modern Herbal Medicine, Churchill Livingstone; 2 edition.

Leo Galland, M.D., Jonathan Galland, J.D., (2016), The Allergy Solution: Unlock the Surprising, Hidden Truth about Why You Are Sick and How to Get Well, Hay House, Inc.; 1 edition.

Leo Galland, M.D., (2006), The Fat Resistance Diet: Unlock the Secret of the Hormone Leptin to: Eliminate Cravings, Supercharge Your Metabolism, Fight Inflammation, Lose Weight & Reprogram Your Body to Stay Thin, Harmony; Reprint edition.

Mark Hyman M.D., (2012), The Blood Sugar Solution: The Ultra Healthy Program for Losing Weight, Preventing Disease, and Feeling Great Now!, Little, Brown and Company; 1 edition.

Martin J. Blaser, M.D., (2014), Missing Microbes: How the Overuse of Antibiotics Is Fueling Our Modern Plagues, Henry Holt and Co.; 1 edition.

Mayo Clinic, Ronald C. Petersen, M.D., PhD., Medical Editor, (2014), Mayo Clinic on Alzheimer's Disease, Rosetta Books; 1 edition.

Michael J. Stewart, James Shepherd, Allan Gaw, Michael Murphy, Robert A. Cowan, (2011), Clinical Biochemistry E-Book: An Illustrated Colour Text, Churchill Livingstone; 4

edition.

Michelle McGuire, Kathy A. Beerman, (2009), Nutritional Sciences: From Fundamentals to Food (Available Titles CourseMate), Cengage Learning; 2 edition.

Nora T. Gedgaudas CNS CNT, (2011), Primal Body, Primal Mind: Beyond Paleo for Total Health and a Longer Life, Healing Arts; 2 edition.

Paul H. Patterson, (2011), Infectious Behavior: Brain-Immune Connections in Autism, Schizophrenia, and Depression (MIT Press), The MIT Press; 1 edition.

Paul Yanick, Jr., PhD, N.D., CNC, CQM., (2008), Neuro-Nutrition™, Quantafoods, LLC.

Peggy Sarlin, (2012), Awakening from Alzheimer's: How America's Most Innovative Doctors are Reversing Alzheimer's, Dementia, and Memory Loss., Online Publishing & Marketing, LLC; Newly Revised and Updated 2nd Edition edition.

R D Lee, (2017), Gut-Brain Secrets: The Complete Collection: Parts 1-6.

Richard Shames, Karilee Shames, (2005), Feeling Fat, Fuzzy, or Frazzled?: A 3-Step Program to: Restore Thyroid, Adrenal, and Reproductive Balance, Beat Hormone Havoc, and Feel Better Fast!, Plume.

Robert E. Faith, Anthony J. Murgo, Robert A. Good, Nicholas P. Plotnikoff, (1998), Cytokines: Stress and Immunity, CRC Press; 1 edition.

Robert H. Lustig, M.D., MSL, (2017), The Hacking of the American Mind: The Science Behind the Corporate Takeover of Our Bodies and Brains, Avery.

Robert H. Lustig, M.D., MSL, (2012), Fat Chance: Beating the Odds Against Sugar, Processed Food, Obesity, and Disease, Avery; 1 edition.

Robert M. Sapolsky, (2004), Why Zebras Don't Get Ulcers: The Acclaimed Guide to Stress, Stress-Related Diseases, and Coping - Now Revised and Updated, Holt Paperbacks; 3 edition.

Roger Carpenter, Benjamin Reddi, (2012), Neurophysiology: A Conceptual Approach, Fifth Edition, CRC Press; 5 edition.

Ron Rosedale M.D., Carol Colman, (2009), The Rosedale Diet, HarperCollins e-books; Reprint edition.

Russ Harris, Steven C. Hayes, (2008), The Happiness Trap: How to Stop Struggling and Start Living: A Guide to ACT, Trumpeter; 1 edition.

Sally Fallon, Mary G. Enig PhD, (1999), Nourishing Traditions: The Cookbook that Challenges Politically Correct Nutrition and the Diet Dictocrats, New Trends Publishing, Inc.; Revised and Updated 2nd edition.

Sareen S. Gropper, Jack L. Smith, (2012), Advanced Nutrition and Human Metabolism, Cengage Learning; 6 edition.

Stephanie McClellan, Beth Hamilton, (2009), The Ultimate Stress-Relief Plan for Women, Atria Books; Reprint edition.

Stephen T. Sinatra, Dr. Mark Houston, (2015) Nutritional and Integrative Strategies in Cardiovascular Medicine, CRC Press; 1 edition.

Susan Blum, M.D., (2017), The Immune System Recovery Plan: A Doctor's 4-Step Program to Treat Autoimmune Disease, Orion Spring; 01 edition.

Terry Wahls M.D., Eve Adamson, (2014), The Wahls Protocol: A Radical New Way to Treat All Chronic Autoimmune Conditions Using Paleo Principles, Avery; 1 edition.

William J. Walsh, phD, (2014), Nutrient Power: Heal Your Biochemistry and Heal Your Brain, Skyhorse Publishing; Revised, Updated edition.

MBC스페셜 〈지방의 누명〉제작진, 정명일, 이영훈 감수, (2017), 디케이제이에스(DKJS).

게리 토브스, (2014), 굿 칼로리 베드 칼로리(Good Calories Bad Calories), 도도.

나쓰이 마코토, (2014), 탄수화물이 인류를 멸망시킨다, 청림라이프.

니나 타이숄스, (2016), 지방의 역설, 시대의 창.

데이브 아스프리, (2017), 최강의 식사, 앵글북스.

데이비드 펄머터, 윤승일 감수, (2015), 그레인 브레인, 지식너머.

데이비드 펄머터, 윤승일 감수 (2016), 장내세균 혁명, 지식너머.

로랑 슈발리에, (2017), 우리는 어떻게 화학물질에 중독되는가, 흐름출판.

알레한드로 융거, (2010), 클린(CLEAN), 쌤앤파커스.

에릭 R. 브레이버맨, (2009), 뇌체질 사용설명서, 북라인.

에베 코지, (2013), 밥 빵 면 줄이고 끊고 멀리하라, 위즈덤하우스.

윌리엄 데이비스, (2012), 밀가루 똥배, 에코리브로.

윤승일, (2005), 몸을 살리는 의학 몸을 죽이는 의학, 북라인.

조엘 펄먼, (2017), 내 몸 내가 고치는 기적의 밥상, 북섬.

지미무어, 에릭 웨스트먼, (2017), 지방을 태우는 몸, 라이팅하우스.

한국영양학회 편집부, (2010), 한국인 영양섭취기준(개정판), 한아름기획.